スローフードな食卓を！

安全で旬の味を
子どもたちに

Shimamura
島村菜津
Natsu

ちいさいなかま社

プロローグ

ファストライフというウィルス

ユーモアと風刺に満ちた宣言文
それは、
ズバリ現実をとらえていた

――我々みんながスピードに束縛され、そして、我々の慣習を狂わせ、家庭のプライバシーまで侵害し、〝ファストフード〟を食することを強いる〝ファストライフ〟という共通のウィルスに感染しているのです。

いまこそ、ホモ・サピエンスは、この滅亡の危機にむけて突き進もうとするスピードから、自らを解放しなくてはなりません。――

拙書『スローフードな人生！』より（新潮社、2000年）

イタリアの哲学者で詩人のフォスコ・ポルティナーリは、今から二〇年ほどまえに『スローフード宣言』のなかで、そう訴えました。このユーモアと風刺に満ちた宣言文こそが、イタリアで生まれて世界に広がったスローフード運動の柱になりました。

また、スローライフ、スロータウンなど、日本ではスローということばがはやりましたが、その源でもあります。

そして、ポルティナーリさんは、私たちが、このスピードという世界的狂気から立ちなおるための適量のワクチン、それは「スローフードな食卓」と説くのです。

さっそく、ポルティナーリさんにお話をうかがったのですが、そのとき「世界を覆《おお》いつくそうとしている味の均一化」だとか、「ファストフードに代表される画一的な食は、やがて、環境や町の景色まで壊してしまうんだ」と言われても、私はまだその意味を本当にはわかっていなかったように思います。

「世界の味がどんどん同じになっていくんだ」という表現にも、「なんだか大げさなことを言うもんだなあ」と悠長に構えていた一〇年まえの私ですが、この数年、改めて、自分がふだん食べているもの、今の日本の子どもたちの食生活を見つめなおしてみると、だんだんと見えてきたものがあります。むしろ、ポルティナーリさんのことばに深くうなずけることだらけでした。

たとえば、子どもたちが大好きなお菓子、ふりかけやお弁当用の冷凍食品、コンビニやファミレスの食品……。そうしたものは、この四〇年ほどの間に日本中に普及し、どこでも、誰でも同じものを食べるようになりました。また、食品添加物や化学調味料の多用によって、どんどん似たような味になってきています。

ファストフードのフレンチポテトにしても、おつまみのさきいかにしても、日本では、いったいに甘味料が入っていて、塩辛いはずのものまでうす甘く、未熟な子どもの舌に標準が合わせられています。

本来保存食である漬けものや乾物も、効率よく生産されることから保存料が入ります。また、サラダ用のドレッシング、そばのつゆ、焼肉のたれ、中華料理の素、カレールー……と便利なインスタント食品が普及し、同じ味が広がっていく傾向に拍車をかけています。

地元の街並み、農村の風景、そして自然、「食」はあらゆるものとつながっている

さらに、冷凍の惣菜やインスタント食品ばかりでなく、大手のチェーン店、コンビニ弁当や自販機などが増えれば、それらは原料のほとんどを外国からの安い食材に依存しています。

私たちが何も考えずにそうしたものばかり食べつづければ、四パーセントに満たない日本の農家や沿岸の漁師たちの暮らしは窮地《きゅうち》に追いやられていくのです。先進国のなかでは圧倒的に低い四〇パーセントという食糧の自給率は、

いつまでも回復しないばかりか、いっそう低迷し、おいしさや安心安全の根っこが危うくなるのです。

それだけではありません。私なりに「スローフードな人生」を模索しているその間も、わが町の商店街の風景はどんどん変わっていきました。

魚屋さんや製麺屋さん、鰻屋さん、鶏肉屋さん、それら個性ある専門店が一つ消え、また一つ消え、牛丼、カレー、バーガーのチェーン店、コンビニエンスストアや百円ショップにとって代わられました。

お惣菜屋や居酒屋も全国展開のチェーン店ですから、そうしていくうちに、隣町の駅前とどんどん似通っていきます。これが、子どもの心を豊かにできる街並みといえるのでしょうか。

そろそろ私たちは、日々の食べ方を考えなおさなくてはいけないところにきています。

子どもたちや家族とどう向きあうか、ということだけでなく、地元の街並みやなつかしい農村の風景、そして自然との関係の真ん中にも、食があります。食べものを通じて、私たちはあらゆるものとつながっています。

きっと、子ども時代がもっと楽しくなるような食べ方があるはずです。子どもたちの心とからだを育み、みんなが生きやすい社会をつくっていく「スローフードな食卓」というものについて、これから、みなさんといっしょに考えてみたいなと思っています。

もくじ

I　子どもをとりまく「食」環境

II　子どもの「食」を守るために私たちにできること

エピローグ

I

子どもをとりまく「食」環境

お菓子の棚はめまいがするほどのキャラクター商戦

キャラクターふりかけ

スーパーの棚で、くまのプーさんの絵柄がついたふりかけに手を伸ばす娘。「だめだめ、味がわからなくなるよ」と、それを取りあげてまた棚に戻す私。

一九六三年生まれの私の世代は、化学調味料や添加物があたりまえの時代に育ったので、自分の舌がどのくらい発達しているかについては、自信がありません。けれども、せめて子どもくらいは味のわかる人にしてあげたいと思うので、化学調味料に甘味まで入った濃い味のふりかけは、どうも苦手です。

親の勝手かもしれませんが、ふりかけなんて自分で作れるし、もっと言えば、ふりかけまみれになるまえに、ごはんの味を楽しんでほしいのです。

でも、キャラクターの魅力は強力です。中の袋は、たまご味は黄色、やさい味は黄緑、サケはピンク、おかかは青とそれぞれに絵柄も違ってかわいいし、まあ、魔法の粉みたいで楽しいのでしょう。「でも、ママ、くまのプーさんは、嫌いじゃないって言ったじゃない」「そういう問題じゃないの……」。

キャラクターふりかけには、ライバルも多く、ほかにも、ピカチューのふりかけやドラえもんのふりかけ、ドラゴンクエストふりかけなどが並んでいます。なかでも、プーさんの原作には思い入れが深いことを、娘は把握《はあく》していて、これならと狙《ねら》ってきたのです。

こんなに苦労して買わずにがんばったのに、数日後、実家からおばあちゃんが手伝いに来てくれた折、気がつくと、テーブルにプーさんふりかけが輝いているではありませんか。孫が喜ぶからという動機に、おばあちゃんはすこぶる弱いのです。

キャラクターまみれの日本

今の子どもは、つくづく大変だなと思います。子どもの好きなお菓子の棚は、もうめまいがするほどキャラクター商戦がかしましいのです。お菓子だけではありません。ノートや消しゴムといった文房具から英語教材や子ども服、はては銀行の通帳の柄にいたるまで、キャラクターに囲まれています。

小学校にあがった娘に、友人が『小学一年生』というなつかしい雑誌を送ってきてくれました。娘は、それは楽しみにしているのですが、中を見て笑ってしまいました。キャラクター地獄の域に達しているのです。広告ページの多さもさることながら、付録はムシキングのカードだったり、ラブ・アンド・ベリーのシールだったり、ページを開いても、数字や漢字を教えてくれるのは、シナモンやドラえもんだったりするのです。その空間恐怖症的レイアウトは、子どもの感性を伸ばすものというより、編集部の苦労が忍ばれるものです。

けれども、まだ救いはあります。たとえば外国はここまでひどくありません。世界ブランドのアニメを数多く生みだした先進国、日本がとりたててひどいのです。子ども服にしても、たとえばフランスなどでは、ずっと心やすらかです。キャラクターは皆無というわけではなく、タンタンや星の王子さまは見え隠れしていますが、それでも、むしろ何のキャラクターもない、伸びやかで、デリケートな色合いのパジャマといったものが主流になっています。

似たような絵を描く子どもたち

一方、教育の現場では、子どもの個性やオリジナリティを大切にしようなどというのだから、教育する側も大変だと思います。

こうした環境のなかにいて、子どもたちは明らかに似たような絵を描きはじめます。人間くさい人物像は、小学校に入ると、セーラームーンやラブ・アンド・ベリーに似た足の長い、目ばっかり大きなお人形さんの絵に豹変してしまいます。

さて、どうしたものでしょうか。残念ながら、私は、世界遺産の街に暮らしているわけではありません。戦後の焼け野原から、がむしゃらに無軌道に育ちましたという東京での暮らしです。せめて、娘には、よくできた絵本や、美術館でいい絵をたくさん見せてあげることにしています。

豊かな自然が子どもの感性を育てる

もう一つのキーワードは自然です。都市の子どもは、川を灰色の直線に描く子が多いといいますが、それはある意味で正直な観察の結果で、そんな環境に私たちは子どもたちを追いやっているのです。

数年まえ、島根県の柿木村で、小学校の給食を食べさせてもらったことがあります。地元の農家を支え、農家も子どもたちの健康を支えようというわけで、地元の野菜や米が七割くらいを占めているという先進地です。まだ雪の残る棚田は美しく、軒先にはだいこんが干してあり、谷には、大きな川がとうとうと流れていました。

とにかくそこで驚いたのは、子どもたちの絵でした。みんな違っていて、みんないいのです。色使いも構成も大胆で、タッチも力強く、見ているこちらも、想像力がむくむく刺激されるのです。ここには豊かな自然があり、きっと熱心な先生がいるのだろうと感心しました。

夕焼け空を眺めれば、どんな天才画家も自然の表現力にはかなわないと思えてきます。子どもたちを、もう少しキャラクターから解放し、もっともっと自然を体感させてあげたいものです。

子どもを食いものにする食品マーケティング

国民の健康より株主ニーズが優先

「やせよう!」と決意したのは誰だったたっけ? でも、そのくせ蓄えが増していくのは不本意ですが、要は食べすぎなのです。

まさにそんなとき、知人に教えられた、ある分厚い本に衝撃を受けました。『フードポリティックス』。著者のアメリカ人マリオン・ネスルは栄養学者。

この人が、みんなの健康のために日々頭を悩ましているのに、現実にはアメリカ人の半数が肥満で子どもにも成人病が広がっている、この矛盾はなんだろうと考えぬいて達した結論は、次のとおりです。

「食品会社は——タバコ会社や製薬会社やその他すべての商品を扱う会社と同じく——いつでも国民の健康より株主のニーズを優先する」

今回は、この本のなかで、子どもをめぐる食について、印象に残ったことをまとめたいと思います。

まず、マーケティングの基本は、
1、「味を甘く、油っこく、塩辛く」すると、誰でも食いつくのだとか。
2、「価値を付加し、値段は低く」原料を作る農家や漁師への支払いは、価格の五分の一が相場だそうです。
3、「すぐ食べられる」みんな忙しい、料理なんかにかけている時間はない、と現代人は思いこんでいるようです。

そして、肥満が多いから「もっと食べる量を減らそう」と発信したいが、それが何よりむずかしいそうです。「もっと食べろ!」というメッセージの垂れながしは、食品会社の利益に直結するから、というのです。

なるほど日本でも、数年まえ、テレビで大食い競争が盛んに放映され、これをまねた高校生が急死。以来鳴りを潜めていましたが、近ごろまた、噛《か》まずに流しこむ大食いタレントまで輩出して、こうした番組が復活しています。

子どもをターゲットにする市場

次は、子どもをターゲットにする市場。私の考えは甘かったようで、未来の顧客を育てるのではなく、今や、子どものこづかいこそが標的。アメリカでは、スナック菓子の二五パーセント、ソフトドリンクの三〇パーセントが、子どもの財布にかかっているのだそうです。

そして「批判力のない人々」つまり、子ども向け番組の間に流されるテレビコマーシャルのうち、「栄養的な価値が疑わしい飲食品——糖分を加えた朝食用シリアル。チョコレートやキャラメル類、ファストフード、炭酸飲料、クッキー、チップス——の広告」が六〜七割を占めると嘆いています。

もはやそれはテレビを越え、インターネットやロゴつき子どもグッズの販売へ広がっているそうです。

そういえば先日、娘が近くのデパートの文房具売り場でペプシコーラのミニチュアがはりついた筆箱を手にとったときには、思わず口をついて出たものです。「何が悲しくて、お金払ってまで、宣伝を買ってあげなきゃならんの」と。

おまけが目当てでペットボトルの緑茶に子どもが手を伸ばし、そのキャラクター・グッズがごっそり売られている日本は、決してアメリカに負けてなどいませんね。唯一、まだ日本のほうがマシかなと思うのは、アメリカでは、二〇〇〇年に約二〇〇〇もの小・中・高校が企業から多額の出資を受け、校内にソフトドリンクの自販機を置き、行事での販売契約を結んだそうです。大学では、日本も同じですけどね……。

やたらと機能性をもちはじめた食品

近ごろの傾向としては、栄養強化食品や機能食品なるものの氾濫《はんらん》をあげています。これまた日本もいっしょ。しかし、この強気な著者によれば、たいていは「カロリーは高いが、栄養価の低い」ジャンクフードを健康食品に蘇《よみがえ》らせる手段に過ぎないそうです。

たとえば、「子どもが大好きなシリアルに、栄養士や小児科医がよいと思う栄養素を強化したらどうだろう、と私たちは考えました」とある、某会社のカルシウムやビタミンを添加したシリアルには「果実や繊維はまったく入っておらず、カロリーの五三パーセントは添加した糖分によるものだということは、この広告では触れられていない」とつっこみます。

日本でも、カルシウム強化牛乳、ビタミン強化ジュース、輸入大豆の機能食品がわんさか出まわっていますが、私も健康と栄養の文字に振りまわされないようにしようと、心に決めました。

バランスのいい栄養摂取のカギは

「栄養不良という語は、摂取量が足りない状況ばかりではなく、過剰、または偏っている状況も指す。脂溶性ビタミンおよびほぼすべてのミネラルは、過剰な摂取や吸収によって病的症状を引きおこす」、さらに「人類の歴史を通じて、人々は、手に入る動植物によって必要な栄養を満たすための方法を見出してきた」と著者は言います。

察するに、新しい食文化に柔軟であることも大切だけど、バランスのいい栄養摂取のカギは、長い歴史のなかで人々がつむぎあげてきた風土に合う食文化にこそ、かくされているということのようです。

安い外材で作られた「もどき肉」

安い外材を徹底活用する業界の「技」

北海道のえりも岬で短角牛を放牧し、健康な牛肉で添加物も入れないおいしいハンバーグを作っている高橋祐之さん。その彼が、食肉偽装騒動に心を傷めています。

この手の事件の報道のせいで、消費者は食肉業界全体を十把一からげにしてしまうからです。

経済協定によってオーストラリアの食肉やチーズ類がどっと輸入されることになれば、国内の生産者は廃業にさえ追いやられかねない状況にあります。ここは報道に付和雷同せずに、まじめな国内の生産者を買い支えるのも大切ではないでしょうか。

そのためには、安い外材を活用する業界の「技」というものを、ある程度こちらも知っておくことが必要です。

豚肉を混ぜて牛肉と偽った北海道の「ミートホープ」のケースを見るまでもなく、日本はシミュレーション食品大国です。今回の事件は、「牛肉だけ」と表示した点に犯罪性があったのですが、冷凍ハンバーグにはふつう、鶏肉、馬肉、魚肉などのいろんな部位が使われます。ときには大豆かすも入ります。そして臭み消しの添加物が使われ、アミノ酸系の調味料で濃く味つけされるのです。だから安くもできるのです。

『食品の裏側』（東洋経済新報社）という著作で知られる安部司さんは、添加物のセールスをしていたとき、あるスーパーに依頼されて、骨や横隔膜についている肉を削《そ》ぎおとした「くず肉」を生かすべく、特売用ミートボールを開発しました。二〇種類以上の添加物入りです。これが自分の娘の大好物だと知った安部さんは、あっさり会社を辞めました。

くず肉は、今ではペットフードにしか使われないそうですが……。

そんなわけなので、ハンバーグやミートボールはできるだけ自分で作ろうではありませんか。忙しいのなら、志の高い業者さんを探すか、多めに作って冷凍しておけばいいのです。

あっという間に霜降りふうに化ける安い輸入肉

たとえば沖縄のツアーで、「サイコロステーキ食べ放題」と聞くと得した気分になりますが、これを食べるとどうも胃にもたれます。

この肉、業界で「インジェクション」と呼ぶ技術のたまもので、輸入の安い赤身肉に機械のかぎ爪で牛脂を注入すると、あっという間に霜降りふうの肉に化けるのです。

近ごろはサイコロステーキだけでなく、ステーキやカルビなども出まわっているらしいのです。

それもこれも、日本人がやわらかい霜降り牛が好きだからです。日本人ほど霜降り牛の好きな国民はいません。テレビ番組でも、おいしい肉＝やわらか〜い、と相場がきまっています。

でも、ヨーロッパのふつうの肉屋には霜降り牛などありません。人気の肉は赤身かバラ肉で、脂肪はわざわざ削ぎおとしてもらいます。近ごろは、霜降り牛をおもしろがる外国人シェフもでてきました。

おいしいのは認めますが、日本の霜降り牛信仰は、世界的にもまれな文化なのです。

自然の摂理《せつり》をねじまげた美食の世界

冷静に考えれば、霜降りは脂肪を蓄えた太りすぎの牛の肉です。これを作るには、まず霜が降りやすい黒毛和牛の血統であること、そしてできるだけ運動させないことです。肉のかたくなる放牧牛などもってのほかで、畜舎で動けない状態にしておくのです。

餌も、本来なら草だけで生息できる草食動物に、栄養価の高いトウモロコシなどの配合飼料を与えます。この飼料がほぼ輸入で、遺伝子組み換えトウモロコシ混入の可能性も高いのです。

近ごろ、世界的にも脚光を浴びている霜降り牛ですが、それは、むりやりチューブで鴨に餌を流しこみ肝臓を肥大させて作るフォアグラのように、自然の摂理をねじまげてでも、という美食の世界。私など、いただくのは年に一度くらいで十分です。

あれは本当のハムじゃない

数年まえ、ある人気のハム工場を取材していたら、その社長さんが、かつて大手のハム工場で働いたことがあるというのです。そして「どうも、ああいうのは、本当のハムじゃないような気がしてね」と遠慮がちにおっしゃるので、聞いてみると、その大手の工場でも、「ぶよぶよした外国の冷凍豚肉に、機械のかぎ爪で、大豆タンパクなんかのペーストをじゅっと注入する。すると機械から出てきたときには、形もしゃんとして、二倍くらいの大きさになってるんですからね」と言うではありませんか。またもインジェクション技術です。もちろん添加物も多くなっています。

イタリアで、なんどか生ハムの工場を見学したことがありますが、添加物などは使いません。肉と海塩だけで作り、できあがるのに、最低八か月はかかります。

この両者を、同じハムという名で呼ぶのは、少々不公平な気がします。

おいしい国産肉をちょっとだけ食べるのはいかが?

あらゆる店に地鶏が氾濫していますが、地鶏はそもそも名古屋コーチンや秋田の比内鶏のような銘柄だけです。ブロイラーの三倍くらいかけてゆっくり育ち、多くはブロイラーのような狭い畜舎飼いではなく、平飼いで、かなりいい値段になります。流通しているのは鶏肉全体の一パーセントほどですから、これが居酒屋やスーパーに並ぶのは妙な話です。

居酒屋でぱっとしない「地鶏」に、「これ、ただのブロイラーでしょう?」とつっこみを入れると、「地鶏ってのは、地元の鶏ってことなんです」と居直る店主はまだましなほうだそうです。仙台の牛タンもアメリカやオーストラリア産だったし、スーパーの焼きとりはタイやブラジルなどで焼きとりになって届くものだし、弁当のとりの唐揚げもしかりです。

私も肉は好きですが、日本人は、この三〇年で急に大肉食らいになっためずらしい国なのです。国内には誠実な農家もたくさんあります。ここは一つ、「おいしい肉をちょっとだけありがたく食べる」ということにしてはいかがでしょう。そのほうが家計のうえでも得策のような気がします。

アメリカのいちごが日本のクリスマスケーキに

何か月も冷凍保存されたいちご

子どものころから親しんできた洋菓子の老舗《しにせ》「不二家」が、賞味期限切れの材料を使っていたなどの失態が続き、スーパーの棚や百貨店のバレンタインデーコーナーからも、その商品が姿を消すという事態に追いやられました。なんとか持ちなおしてほしいなと思いますが……。

そういえば、ある方の口から、その不二家の名が出たとき、とても驚いた記憶があります。

アメリカの農業事情にくわしい伊庭みかこさんという方でした。「遺伝子組み換えはいらない」運動などを展開しているパワフルな女性ですが、彼女の話では、巨大なトラクター機を使いメキシコ移民をたくさん雇用して効率よく作っているアメリカのいちごが、日本にも輸出されているというのです。

いちごは見るからに大量流通に向かなそうだし、それに「とよのか」や「さちのか」などの名産地も多く、一〇〇パーセント国産かと思いこんでいた私は、ぎょっとしました。

けれど、クリスマスに大量に売りさばかれるショートケーキは、何か月もまえから冷凍庫で保存してあるそうだし、しかもクリームが甘いので、いちごがすっぱくても気にならないとなれば、かたく、青いうちに摘まれた外国のいちごでも、安くて、形さえそろっていれば、そちらのほうがいいというのです。

そのとき伊庭さんが、「不二家のショートケーキなんかにも使われていますよ」と、そう言ったのを思いだしたのです。

本社のある横浜のいちご農家に聞いてみると、季節によっては地元のいちごも使うそうですし、輸入は全体の七分の一ほどですから、もちろん、ぜんぶアメリカ産を使っているわけではありません。

地元のいちごを使ったものは、差別化すれば、かっこういいのになと思ったりします。

消費パターンに踊らされる私たち

さて、いちごに話を戻すと、そもそもいちごは、真冬のくだものではなく、正反対の初夏のもの。一九六〇年代まではそうでした。けれどもショートケーキが最も売れるのはクリスマスシーズンですから、どの農家もハウスで寒さから守り、石油で温めて育てます。この石油代が値上がりしている今、いちご農家は四苦八苦しているのです。

二年まえ、ある研究者が、本来の旬である夏いちごや秋いちごを東北などで普及させ販路を開拓できないかと、ヤマザキパンなど、大手をめぐって提案したそうですが、あまりの反応のなさにがっくり肩を落としていました。

どうやら、真冬にいちごの乗ったショートケーキを食べるという消費パターンに踊らされている私たちも、少し考えなおしたほうがいいようです。くだものなどの農作物を使いながら、年中､同じケーキがあること事態が妙なのです。

季節感を取りもどしたパティシエたち

その奇妙さに疑問を感じた若いパティシエたちがいます。

たとえば東京・多摩市の「グラン・クリュ」というケーキ屋には、年中、いちごのショートケーキなどありません。

そして、手が空いたときには、スタッフと山梨の農園に出かけ、ベリーやハーブ類を育てています。ラズベリーなどのベリー類は、ほとんどの店でフランスなどからの冷凍品に頼っている現状で、翌日には色も変わるし、味も違ってしまいます。そこで、できるだけ農薬を使わない国産のものを育てて使おうというわけです。

この店の、山梨の完熟桃を使ったタルトなどは最高ですが、むろん季節限定です。こういう店がもっともっと増えれば、楽しいし、安心です。

おいしさの追求はよい農家の応援につながる

パティシエたちはおいしさの追求から始めたわけですが、結果的には、日本のよい農家を応援し、休耕田を減らすことにもつながっていきます。

小麦粉や植物油脂に始まり、洋菓子の素材は大半を外国に依存しています。なかには、ショートニングやコーンスターチなど遺伝子組み換えの問題もひっかかってきます。

それに自宅で作るものと違って、チェーン店のケーキには、意外に保存料など添加物も多いのです。それでも、駅前や駅の構内には、和菓子屋ではなく、洋菓子屋ばかりが増えていますし、幼児向けの絵本の主人公はやけにホットケーキばかり作っているのが少々気になります。

たまご菓子の焼ける香りは至福ですが、子ども、メルヘン、洋菓子というのは戦後からの刷りこみなのでしょうか。

このへんで、洋菓子の素材はどこからきて、どうやって作っているのか、みんなで考えてみましょう。

お子さまの舌をバカにしているお子さまランチ

原価をさげるための苦肉の策

近ごろ気づいたことがあります。きっと飲食店側にしてみればただの常識かもしれませんが、お子さまランチってひどいのです。

ある老舗の豚カツ屋さんに、お子さまランチがありました。テーブルに「お子さまランチあります」とあれば、小学校低学年の娘は「ママ、私はこれね」となります。そこでどんなミニ・カツが出るのかなと、ちょっと期待しながら注文してみました。

すると、これがまずいのです。メンチカツは衣ばかりで、大盛りキャベツの代わりに皿を陣取っていたのは冷凍のフレンチポテトにチキンナゲットです。これに、子どもでさえすっかり残すようなプリンにオレンジジュース。

どれも原料は輸入だし、ナゲットは、鶏肉を練りなおしたふしぎな食感で、香りも悪いときています。

どうしてこうなるのでしょう。どう考えても、圧倒的に原価が低く抑えられるからだと思われます。

デパートの食堂やファミレスには、お子さまがいっぱいです。子どもはうるさいうえに、一人前にスペースをとります。でも、量は食べません。回転を早くしてもうけたい店としては、できうるかぎり原価をさげることでもうけをだすしかありません。その苦肉の策のグローバル・ランチが、このお子さまランチなのです。子どもたちも、お子さまなんてもちあげられて喜んでいる場合ではありませんよ。

誇りを捨てたグルメ大国のお子さまランチ

この春、娘と久しぶりに海外の旅をしました。久しぶりだったのは、海外に親子で出かける余裕がなかったからですが、馬車馬のように働いたのでつい気が大きくなり、勢いで出かけました。ゴッホが名作を残したアルルに泊まり、そこからさらにバスで南へ向かいました。

ここにキリストが磔《はりつけ》にあったあと、マグダラのマリアをはじめ三人のマリアがこっそり流れついたという港がありました。サントゥ・マリ・ドゥ・ラ・メール、海の聖母マリアという美しい名のちいさな港町です。

話がややこしいのですが、地元の伝説では、ストイックなマグダラは、

『ダ・ヴィンチ・コード』にもあるようにさらに内陸へ向かい、山の洞窟《どうくつ》で瞑《めい》想《そう》生活に入り、残りの二人はここで生涯を過ごし、信仰を広げたということです。キリストの弟子ヤコブの母のマリアと、聖母の妹のマリアだそうです。

教会の屋根に登り、煌《きら》めく地中海を眺め、そういえばお腹が空いたと、地魚がおいしいという人気店に入りました。するとムニュ・ザンファン、お子さまランチがあるではありませんか。

ほお、グルメなフランス人は、どんなお子さまランチを出すのかなと、好奇心に駆られて、さっそく頼んでみました。

そして、二人のマリアに悪態をつくはめになりました。運ばれてきたのは、山盛りの冷凍フレンチポテトにチキンナゲット。それにぱっとしないオレンジジュースだったのです。

もはや、美食の国も食のグローバル化の前になすすべもないのでしょうか。

はっきり言えるのは、この人気店も、貴重な席を一人分陣取る子どもからいかに収益をあげるかという難題の前には、グルメ大国のプライドを捨てざるをえなかったということです。
それにしても悲しい、プロバンスの思い出です。

みんなでもっと毒づいてみよう

私が、今、小学生だったなら、「お子さまランチを見なおす子どもの会」でも立ちあげて、全国に訴えたいものです。

食育なんて言いながら、これはないでしょう。子どもにだって、地元のおいしいものを食べる権利があるのに、世界中で彼らはなめられているのだから。

先日も、ある温泉旅館に泊まったとき、料金をたずねると「小学生ですね。でしたら、食事はお子さまランチになりますので、半額です」という答えでした。原価が低いですから、という正直な発言です。

そこで、私はすかさず毒づきました。「お子さまランチって、冷凍のフレンチポテトとか、チキンナゲットなんかですか？　だったらろくでもないので、おとなと同じものを半分の量ってわけにはいきませんか?」
するといいて、想定外の反応に押し黙っていたご主人、ややあってから「ポテトとチキンなんとかは出ません」とだけ言うのです。

いよいよ当日。静かな山あいの日本家屋、お湯もいい宿でした。

さて、子どもに出された弁当には、野菜の煮もの、天ぷら、白身魚のお造りはおとな用と同じ、ぶどうにメロンまでのっておいしそうでした。子どももぱくぱく食べました。

ただ失礼ながら、すっかり残したのは、出来合いのミニ・ハンバーグととりの唐揚げ、海老フライの一角だけでした。これだけが余計なグローバル・ゾーンでしたが、きっと、こういうものを出さないと毒づく親も多いのかもしれません。私の場合、あの電話が利いたのかもしれない、と思わないでもありませんでした。

そんなわけで、もっとみんなで毒づいて、お子さまランチの発想転換を求めたいものです。

経済的な旬の魚をもっと食べよう！

年々減っている日本の漁師

北海道で、イカ漁師さんによる子どもの食育に参加しました。旅費が高くてとまどっていたら、北海道の『スローフード・フレンズ』の知人たちが、ラジオ番組への出演やちいさな集会を開いて、娘と行ける旅費を強引に捻出《ねんしゅつ》してくれたのです。

そうして初めて訪れた瀬棚《せたな》という町の美しかったこと。海岸には風力発電の風車が並び、環境への取りくみでも知られる町ですが、だじゃれの町として密かに名を馳《は》せているそうです。たとえば、今年の観光ポスターは「せたなでやせたなあ」だし、田んぼの看板にまで「実るほどに頭を垂れるイナバウワー」という調子。

札幌から二時間、車を降りれば、磯の岩場にとまったカモメが悠然と沖を眺めています。よく晴れた日で、海は蒼く澄みわたっていました。その海の真ん前に建つ「旭丸水産」を営む漁師、西田孝男さんが、今回の食育の先生。

西田さんはこの海で、年間を通じてスルメイカ、ボタンエビ、シマエビ、甘エビ、カレイ、エゾのバフンウニ、エゾアワビ、細目コンブなど、いろいろなものを獲っています。これを直売もするけど、人気は、地元の米を詰めた、おいしいイカめし。

聞けば日本の漁師は、二四万人ほどだといいます（二〇〇七年は二一万人！）。その数も年々減っているそうです。

西田さんは、なんとかこの大自然と触れあう魅力的な仕事に、若い後継者を育てたいと一生懸命なのです。

丸ごと買えばほとんど国産

午後、おとなも子どもも、我を忘れて磯で遊んだあと、港に停泊した西田さんの船に乗りこみました。

すると、前日、あらかじめ獲っておいたイカが水槽で泳いでいます。そのイカを、一人ずつ、釣り糸に引っかけて釣りあげるのですが、イカが抵抗し、海水を跳ねあげるものだから、すっかりびしょぬれ。

船の上で、「なんでも聞いてください」と言う西田さんに、私までおずおず手をあげました。

「調査捕鯨の鯨のお腹からイカやサンマがたくさん出てきたという話もありますが、イカも漁獲量が減っていたりするんですか？　イカの寿命ってどのくらいですか？」

素人くさい質問にプロはいやな顔ひとつしません。

「イカは一年魚なんです。だから、海洋資源としては、とても安定してるんです。我々が獲りすぎたりしなければ、ずっと永遠に、ぼくらのおいしいご飯になってくれる、ありがたい魚なんです。スーパーですでに刺身になっているものにはアフリカ産などもありますが、丸ごと買えばほとんどが国産です」

マグロも乱獲で世界的に減っているというし、かつては湧くように獲れた北海道のニシンや、瀬戸内海のさくらエビもさっぱりだといいます。それだけに、イカは大丈夫だという話に、なんだかホッとしました。

そのあと子どもらは、軍手をし、ほうちょうを手に、地元のお母さんにイカの皮むきを教わりました。

途中で切れてさびしい顔になる子、じょうずにむけて自慢げな子などいろいろですが、思えばこのひと手間を私たちは忙しがってしなくなったんだなと、見ているこちらも、また心が引きしまるのでした。

自給率四割を切る魚介類

以来、「イカ料理のレパートリーをもっと増やそう」と張りきっていたら、竹下千代太という長崎は島原半島のカタクチイワシ漁師さんからも、こんな話を聞きました。彼は、脂がのっていないイワシはイリコで売り、脂ののった生でもおいしいものは、エタリ（カタクチイワシの方言）の塩辛にします。イタリアのアンチョビに似ているので、わが家でもパスタに使いますが、それは、消えるかと思われた伝統の復活ですし、イワシの付加価値をつけるための策でもあるのです。

竹下さんによれば、「カタクチイワシも一年魚で、乱獲で減ってしまった魚も多いなかで、資源は安定している」というのです。ただ、値上がりする石油代を払いながら漁を続けるには、どうしても全国の漁師がタイやカニのような高級魚に走ることになり、資源の安定した魚は獲らないそうです。

海に恵まれた島国で、その気になれば海の幸は豊富にあるのに、実際にはマグロやエビ、サケなどの鮮魚、アジの開きや白身魚のフライなどの加工品を大量に輸入し、魚介類の自給率は四割を切っています。しかもその沿岸の魚介も石油高や資源の枯渇で危ういなんていわれています。

地元の旅館も、わざわざ遠くから取りよせたフグや伊勢エビを売りにし、私たちも、肉ばかり食べて、魚離れが進む一方。

せめて、私たちも、輸入牛肉のすき焼きが一家団欒《いっかだんらん》と思いこむまえに、旬のおいしい魚で、鍋、焼き魚、天ぷら、地中海風スープなど、なんでもいいから楽しむ習慣をつければ、もう少し違うんじゃないでしょうか。

国産素材で作るスウィーツ、和菓子に親しもう

和菓子に欠かせないあずき

私は、五月五日という男の子の節句（現在はこどもの日）の生まれです。そのせいか、この季節、どうもかしわもちを食べておかないと落ち着かないので

す。そこで今回は、和菓子とあずきの話をしたいと思います。

和菓子は、日本独特のおもしろい文化です。ところがその季節感や美意識を自慢しようと思っても、上菓子となると、生ものなので、とても海外には運んでいかれないのが残念。

西洋人のなかには、あずきを甘く煮るというと顔をしかめる人もいます。さる老舗が、フランスに支店を出した当初は、あちらで「私どもでは、あずきといえば、豚のえさですから……」と嫌味を言われたこともあったそうです。どうやらヨーロッパには、あずきのおいしい品種が普及していないことも関係しているようです。

その一方で日本には、このあずき、なんと、今でも全国に三〇〇種類も残っているのです。

それほど日本人は「あずき好き」なのです。そしてほとんどの和菓子に、あずきをゆっくりとゆでて、さとうと塩を少々加えた練りもの＝あんが使われています。

たとえば庶民的な和菓子のまんじゅうは、このあずきを生地で覆《おお》ったものですし、ぜんざいは、甘いあずきの汁に、地域によって違いはありますが、米粉のだんごを浮かべたものです。おはぎは、米のだんごの表面をあずきあんでくるんだものです。

羊羹《ようかん》にしても道明寺（西日本では桜もち）にしても、和菓子の世界に、あずきは欠かすことのできない素材なのです。

実際に、全国各地で生産されているあずきの八割は、和菓子に使われていますｏ駅中ショップやデパ地下で大人気の洋菓子やチョコレート・ショップに比べて、和菓子はずっと国内産の素材を使う子どもにも安心なスウィーツですから、もっともっと大切にしたいものです。

和菓子は日本独特の文化

古来から東洋人は、紅いあずきには魔を払うふしぎな力があると考えてきました。そこで、節句や彼岸などの大切な節目には、こぞってあずきを使った菓子を作り、これを食べたのです。

私が子どものころくらいまでは、女の子が初潮を迎えたときには、母親があずきを使った赤飯で祝うという習慣が残っていましたし、中国の薬膳料理屋でも、あずきには血液をきれいにする効果があると教えられました。

さて、その三〇〇種もあるあずきのなかでも、長さが四・八ミリ以上の大粒のものは大納言と呼ばれて、皮も薄く、風味があって、人気が高いといわれています。

産地として名の通っているのは、たとえば京都や兵庫の丹波大納言、あるいは石川の能登大納言といった地域です。おもしろいことにこれらの地域は、かつて城下町や都として栄えたところで、そういう街には和菓子の老舗がとても多いのです。

今の日本には、甘い物があふれていますが、その昔、さとうはとても高価なもので、甘いものは支配階級にだけ許された特別なぜいたくでした。

茶の湯文化との関係も

和菓子文化は、貴族や氏族を中心にして広まった茶の湯文化の発達にも寄りそっています。

抹茶は苦みが強いので、味のバランスをとるため、和菓子が供されるようになりました。茶の湯といっしょに発達してきたことから、日本独特の四季を表現し、これを目でも楽しむという和菓子独特の美意識ができあがっていったのだそうです。

そこで、ぜひおすすめの一冊は、私の大学の先輩でもある中山圭子さんが書いた『和菓子のほん』(たくさんのふしぎ、福音館書店、2004年6月)という絵本です。

ここには、ふだん私たちがまんじゅう屋さんや和菓子屋さんで意識することもなく眺めている和菓子の季節感、日本の風景を描いた絵としてのおもしろさが描かれています。

たんぽぽの花、ほたるの飛ぶ川、冬の吹雪、花びらと初霜、金魚鉢と金魚……和菓子は、なんだって表現してしまうのです。厚い本ではありませんが、そこには、素材のことや簡単な和菓子の作り方までしっかり載っています。

みなさんも近くでがんばっている和菓子屋さんを誘って、子どもたちといっしょに作ってみてはいかがでしょうか。

マヨネーズのおいしさは健康なたまごから

ロシアン・サラダに手をつけなかったナンシー

石油が値上がりするなか、アメリカでは、食用だったトウモロコシ油や大豆油などがバイオエタノールという燃料にまわされました。そこで、これらの食用輸入油が値上がりし、それが、輸入油を原料に作られていた大手企業のマヨネーズの値上がりにつながっていきました。

日本では、マヨネーズが調味料としてすっかり定着し、「マヨラー」と呼ばれる、サラダだけでなく、刺身にもごはんにもマヨネーズをかける世代が育っています。そこでマスコミは、食用輸入油の値上がりとマヨネーズ値上がりを報道しますが、「庶民には痛い話です」ということばで終わりです。

私には、この大手のマヨネーズに、苦い思い出があります。

ニュージーランドの友人のお宅でロシアン・サラダを作ったときのことです。この大手のマヨネーズをなんのためらいもなくたっぷり使ったところ、アメリカ人の女性がちっともハシをつけようとしなかったのです。別の人が「気にしない、気にしない。あの人は食べものに偏屈なところがあるから」となぐさめてくれましたが、料理した者としてはちょっと淋しい気がして、理由をたずねてみると、なんと彼女は、日本のたまご農家の女房だったのです。大変な才女で、スタンフォード大学を卒業して日本に留学し、英会話教室で教えていたときにひと目惚れしたのが今の旦那さんで、彼は農家の長男坊でした。

素材のたまごが納得できない

今ではすっかり仲よしの彼女の名はナンシー。幼稚園の英語の先生もしています。そのため、彼女が住む埼玉県ののどかな農村地帯では近所の子どもらがすばらしい発音で英語を話すので、こちらはつい無口になってしまうほどです。『日本のうえん』と看板にある築一五〇年の農家は、外からみればごくふつうの古民家ですが、中はセンスよく改装され、大理石の調理台や五〇人もが会食できるテーブルと椅子をそなえた心地のよい空間になっています。ナンシーはよくここでごはん会を開き、その日の午前中は、そばの収穫体験をしたり鶏を絞めるところを見せたり、子どもたちへの大胆な食育も熱心に行っています。

さて、ナンシーはなぜ大手のマヨネーズを敬遠するのでしょうか。

それは、生真面目なたまご農家の家族として、三児の母として、そして幼稚園の教師として、大手のマヨネーズの素材となっているたまごに納得がいかないからだというのです。

たまごには親どりがからだに取りこんだものが凝縮《ぎょうしゅく》されます。大手のマヨネーズには、密飼い（立体になっている小屋になん羽もつめこんで飼う）で育った鶏のたまごが使われています。大きな養鶏所では二〇万羽も飼育していて、狭い小屋では病気が蔓延《まんえん》しやすいため、やむなく抗生物質や合成抗菌剤が使われています。さらに驚いたことには、マヨネーズ、洋菓子、ファミレスのスクランブルエッグなどには、あらかじめ工場で割って加熱殺菌した冷凍液卵なるものが活躍しているというのです。

子どもに勧められるマヨネーズを作った人

とはいえ日本のマヨネーズのすべてが同じではありません。実はナンシーの家も、あるマヨネーズ工場にたまごを出荷しています。ナンシーの農家では抗生物質は使わないし、餌にも気を配るし、鶏は平飼い（地面上で飼う）で、小屋をばたばたとかけまわっています。

ある日、ナンシー家のごはん会で、そのちいさな工場「松田のマヨネーズ」のご主人にお会いしました。そして、ナンシーの家から車で一五分のところにある神泉村にぽつんと建っている工場をたずねました。

松田さんはもともと生協の仕事をしていましたが、そのなかで、安心して子どもたちに勧めることができるマヨネーズがなかなか見つからないことに業を煮やして、健康的なたまご、遺伝子組み換えでない油、さらに精製した白ざとうではなく蜂蜜を使ってマヨネーズを作ったのです。豆乳で作った「松田のとうにゅうず」は、アレルギーの子どもたちの間ではひそかな人気です。

日本橋生まれの友人を誘って、車でこの神泉村へ遊びにいきました。ビル街から一時間半ほどで緑豊かな山間部が広がります。近くには温泉施設もあり、宿泊できる公共の宿もあります。ここには、ナンシーや松田さんが敬愛してやまない須田さんという農家があります。親子で六〇年近く、農薬も化学肥料もまったく使わずに、それはみごとな野菜を育てる腕の持ち主です。ナンシー家の食事にも、しばしばその野菜がお目見えします。

さらに「ヤマキ醤油」の工場と売店もあります。こちらの自慢は、国産有機大豆と国内の海塩にこだわった醤油で、地元の野菜を使った漬けものなども扱っています。「ヤマキ」では、今後、敷地内の施設を使って、都会の子どもたちの「食育」や若者の「農業入門」なども始めたいと考えているそうです。

都心から近く、緑ときれいな水に恵まれた神泉村。ただ自然があるだけではなく、人を惹《ひ》きつけるすてきな空間は、住人の人柄と誠実なものづくりによって作りあげられているのです。今ではうちでも、時間があるときには自家製マヨネーズ、そうでないときは、松田さんのマヨネーズが定番になっています。

のぞいてみれば見えてくるがんばる学校や保育園

たくましい子を育てる「食の学び」

『自由学園』で学んだジャーナリストの羽仁曜子さんが、「いちど子どもたちの『食の学び』の発表会を見にきませんか」と誘ってくれました。

灯台もと暗し、住んでいる東京・石神井公園駅からほんの二つ先、ひばりが丘駅に、こんなすごい学校があったのかと不勉強を恥じました。

巨木がそびえ、坂あり、池あり、森のような緑のなかになつかしい木造の校舎。父母たちといっしょに、子どもたちの作った昼食をいただいたのですが、そのやけにすてきな女子部の食堂は、フランク・ロイド・ライトの設計だというではありませんか。

そしてこの日の献立は、ご飯に梅干し、かき玉汁、松風焼き、新じゃがとにんじんの炒めもの、ヨーグルトゼリー。

みごとな調理の技もさることながら、中学生のあいさつがまたふるっていました。お米は那須の農場に通って育てたもの、松風焼きの豚もデザートの蜂蜜も、男子部が育てたもの。野菜も校内で収穫し、梅も自分らで漬けたというのです。しかも、この献立の一食分の費用、たったの三一二円だというのです。

今、小学校の給食がだいたい一食二七〇円くらい。そのなかで安心な素材を集め、栄養バランスを考えて調理するのは至難の技といわれていますが、ここまで素材から手をかけたものであれば、それはおいしい食事が、安くできる、と子どもたちに教えられたのでした。

こんなたくましい子どもを育てる「食の学び」とは、どんなものでしょう。基本はまず、よい食習慣をつけること、食と心身の正しい関係を学ぶこと、そして食材を通じて生活と社会を知ることだといいます。なんでも創立者の羽仁吉一さんは、太平洋戦争の年に那須に広大な土地を購入。男子生徒と荒野を開墾して、さつまいも、大豆、米を育てたのが那須農場の始めだそうです。二〇〇五年からはここで、米づくり体験に力を入れています。

「冷たいお弁当では生徒たちがかわいそう。とにかく温かい食事を食べさせてあげたいというところから始まったんですよ」と言う曜子さんも経験者ですが、お米は子どもたちがなんと薪で炊きます。そして、ここでは、昼食の約三八〇食を、毎日、各学年交代で、父母や調理員がいっしょに作っているというのです。学校にはパン工場まであり、いつも焼きたて。

こういう子どもたちが増えれば、近い将来やってきそうな日本の食糧危機もなんとかなりそうな気がします。

情熱的に子どもの「食」を考える保育園

数日後、こんどは『ちいさいなかま』編集部の案内で、同じ沿線の埼玉・狭山が丘駅にある「あかね保育園」に行きました。

広い畑の真ん中に建つ木造の気持ちのいい保育園。すべり台の向こうには子どもたちが野菜を育てている菜園もあります。何より気に入ったのは、食べることを真ん中に据えていることを象徴するかのように、この園では給食室がど真ん中にあること。広いガラス窓で囲われていて、どこからでも中がよく見えます。いい匂いがしてくると、ちいさな子どもたちは待ちきれなくなって、窓ガラスににじり寄ってきます。

折しもこの日はプール開き。三人の調理師さんが一二〇食ほどの食事の準備を手際よく始めます。食材は、とにかく国産、できるだけ地元のものにとこだわっています。しっかりだしをとり、木のおわんに磁器の皿、ご飯はおひつに盛るという凝《こ》りようです。

やがて、プールのまえに調理師の先生からもひとこと、と声がかかり、出ていくと、いきなりバスタオルに浮き輪を手にしての寸劇。テーマはプールの日の正しい朝食です。

「きょうは朝から暑かったし、コンビニでソフトクリーム買って食べたのね。それにコーラと水。そしたら、びりびりうんちだった」と、いきなり直截《ちょくせつ》な表現の三浦さん。

次なる今村さんは、「朝は忙しいから、私はパンと牛乳。そしたら、ころころうんちだったの」

最後の加藤さんは「お魚とご飯とほうれん草のおひたしとみそ汁」

すると、さすがは食事のおいしい保育園の園児だけあって「えら～い！」と声があがります。ちなみに加藤さんは理想形の「バナナうんち」でしたが、寸劇の終わりには「赤、緑、黄の食材をバランスよく食べようね」とわかりやすい絵を見せながら伝え、先生たちはまた調理場にかけもどっていったのでした。

この日の献立は、納豆ご飯、アスパラのあえもの、じゃがいもと玉ねぎのみそ汁、きんきの煮物、高野豆腐のそぼろ煮とオレンジ。素材の旨みを引きだした料理は本当においしくて、ぺろっと平らげてしまいましたが、なん杯もお代りするちいさなツワモノたちがいて驚きました。

この園では行事食も楽しみです。三日も続く夏祭り、クリスマス会、月々の誕生会のたびに、工夫をこらした手づくりおやつがでます。さんまパーティと称して、庭でさんまを焼いて一匹ずつ食べる行事もあります。こんなに情熱的に子どもたちの食を考えてくれる園で過ごせる子どもはしあわせです。

思いおこすに、保育園を断念した私は、娘を私立の幼稚園に通わせ、袋ものの給食にぞっとしてお弁当でがんばりましたが、もっとむきになっていい保育園を探す手もあったかもしれません。それに当時は、子どもを預けていながら、あまり積極的に園を知ろうとしていませんでした。先生たちの苦労もわかるし、もう少しのぞきこんでみればよかったなと、つくづく反省した次第です。

乳幼児期に身につけた食習慣や味は、子どもたちにいい刷りこみになるでしょう。高校や大学でいちどはジャンクフードに走っても、きっとどこかでそこに戻ってくるはずです。

子どもが生きるための底力を養う、本当に大切な数年間です。これからも先生方や調理師さんたちの努力に、大いに期待しています。

II

子どもの「食」を守るために私たちにできること

環境にやさしいスローライフ

私を感化しつづけているミスター・ズーニー

ミスター・ズーニーをごぞんじですか。何、知らない？　あやしいマジシャンなどではありません。文化人類学者の辻信一さん。二児の父親ですらりとした男前です。

長年、カナダで教鞭をとり、帰国してから一九九八年、「ナマケモノ倶楽部」という団体を作ってなかまと環境活動に奔走しています。二〇〇五年は、愛知の「地球博」で、世界を変える百人にも選ばれました。

きっと『スロー・イズ・ビューティフル』（平凡社）の著者で、日本にスローライフということばを広めた張本人だと聞けば、ピンとくる人がいるかもしれません。そのなかで拙書『スローフードな人生！』を紹介してくださったのが縁で、以来、私もすっかり感化されつづけている一人です。

大量生産と大量消費をなまけよう！

さて、どうして辻さんはミスター・ズーニーを自認しているのでしょう？

「ズーニーってのは、何々せずに、の、ずに。たとえば、車に乗らずに、歩いてみよう。すると排気ガスも出さないし、高い石油だっていらないでしょ」

辻さんが監修した子ども向けの本『地球をまもる絵辞典』（PHP出版、2006年）には、その友人たちの活動とともに、エコ生活へのヒントがわかりやすく紹介されています。

「『あれもほしい、これもほしい』と、いろんなモノをいっぱい抱えこむ。そのためにどんどんいそがしくなって、みんなイライラ。また、あまりに資源やエネルギーを使うので、他の生きものたちや地球も迷惑している。だからぜひ、きみには生活の中からムダなモノやコトを『引き算』していくズーニー術を学んでほしいんだ」（同書、まえがきから）

「ナマケモノ倶楽部」という名も、怠惰《たいだ》でいよう、ではなく、地球も悲鳴をあげている大量生産と大量消費をなまけよう、という意味だそうです。

安いからと洋服をどんどん買わずに、リサイクルを楽しんだり、インスタント食品ばかり買わずに、野菜を育てるところからやってみたり……。これなら、私たちにもできそうな気がします。

ミスター・ズーニーが実践していること

そのミスター・ズーニーが、身をもって実践していることを、いくつかご紹介します。

その1、彼は出かけるとき、決まって水筒を持参します。

つまり、「自動販売機を使わズーニー、水筒を持とう」です。そうすれば、二三人に一台もある自動販売機の電気代を節約できますし、原発も増やさなくていい。何より缶やペットボトルの臭いがしないおいしいお茶が飲めます。

実際、もう、七年以上も自動販売機に触れていないというからたいしたものです。

その2、「車に乗らズーニー、よく歩く」です。

彼の千葉のご自宅は建売だそうで、最初から駐車場がセットでした。そこで、家族は車庫の前に一本の木を植えました。すると、そこに小鳥が巣を作ったそうです。緑がどんどん消えるなか、小鳥もうれしかったのでしょう。
その3、「輸入の肉ばかり食べズーニー、身近でとれた野菜や米を食べよう」です。

「ズーニー」すれば、大切なことが見えてくる

彼は、その昔、南米を放浪していたころ、アメリカの牛や豚を大量生産するために、その飼料の畑にしようと中米の森がどんどん伐採されるのを目の当たりにしました。牛や豚が育つにはたくさんの穀物を要します。先進国の私たちが毎日のように肉を食べるので、南半球では主食の穀物すら足りなくなってしまう。不公平ですね。

そこでミスター・ズーニーは、アメリカ肉を食べないどころではなく、肉は年になんどか国産牛をありがたく食べるだけだそうです。私も国産びいきですが、週に二度くらいは食べているので、頭がさがります。

先ほどの本を、ミスター・ズーニーは、こう締めくくっています。

「ひとつ、またひとつと『ズーニー』してみれば、きみにとって、人間にとって、地球にとって、ホントに大切なこと、大切なモノ、大切な人が見えてくるだろう」

気がつけば、スローなんて言いながらあくせくしている私にとって、とても身につまされることばです。

食用油はほとんど外国に依存 国産ナタネ油の奮闘やいかに？

気がつけばほとんど遠い国におまかせ

二〇〇八年五月、青森県の横浜町へ行ってきました。町村合併によって北海道の滝川町が日本一におどりでるまで、一八年間ずっとナタネの耕作面積一位だったそうです。

横浜町は、下北半島の恐山に行く手前、核廃棄物処理施設のある六ヶ所村の先にある町です。その異次元に迷いこんだかのような風景に心を奪われました。陸奥湾の青い海を背景に、黄色い菜の花のじゅうたんが広がっているのです。そばによると、蜜を集めている蜂たちの羽音がうるさいほど。同行した東京のカメラマン青年も、「まるで天国だな」とつぶやくのでした。

半日、花の間を歩いてすっかり満ち足りた気分でしたが、この町で「菜の花トラスト」をやってきた宮佳子さんにお話をうかがってびっくり。日本のナタネ油の自給率は、実に〇・〇三パーセントにまで低迷しているというのです。

ものの本によれば、江戸時代に漆喰の闇をほのかに照らした行灯《あんどん》の灯《あか》りは、国産のナタネ油でしたし、一七世紀に南蛮から伝わった天ぷらや、その応用で油揚げを食べはじめるようになったときも、使われたのはナタネ油。ほぼ自給でした。だからこそ、童謡やら俳句には、いつも菜の花畑がでてくるのです。

それが戦後の自由化で、外国からどんどん安い油が入るようになり、農家は作ってもうからないからと、次から次にやめていったというのです。

気がつけば私たちの油生活は、カナダからのナタネ、アメリカからの大豆を筆頭にすっかり外国に依存。いろんな油を混合したサラダ油、惣菜の揚げもの、ポテトチップスなどスナック菓子の揚げ油も、ほとんど遠い国におまかせです。

そんなのおかしいんじゃない？　という疑問から、一九七〇年代、滋賀県に廃油をリサイクルする石油運動が母体となった「菜の花トラスト運動」が生まれました。農家の人に菜の花を作ってもらい、油をしぼっておいしくいただき、さらに廃油で石けんを作ったり、スクールバスを走らせたりする、壮大なエネルギー循環をめざす市民活動です。

残念ながら横浜町でも、農家は国の交付金制度を頼りにかろうじて作りつづけているのが現状です。生活できなくなってまで作ってくれとは言えません。そこで宮さんたちは、補助金がなくても大丈夫な価格で買いとって、これを搾油し、静置し、不純物が沈殿したら上澄みだけをすくい、六回も濾過したナタネ油を完成しました。ナタネの風味が香ばしいと引く手あまたですが、何しろ量が足りません。

全国には、ナタネだけでなく、ゴマやエゴマの油をしぼるちいさな搾油所の貴重な国産油が点在していますから、みんなで応援してください。

あたりまえに「食べものって何だ」と問いたい

横浜町のナタネを使い、揚げ油にも使えるという手ごろな値段の油を作ってきたのが、埼玉県の「米澤製油」です。東京・目黒区の油屋さんで、米澤製油の東京事務所を担当する安田大三さんの案内でのぞいてきました。

ここは、ナタネ油一本槍。そもそも工場のある熊谷は、見渡すかぎりの菜の花畑で、何百という油屋があったそうです。それが今ではここ一軒。このちいさな工場だけで、国産ナタネの約半分をしぼっているとか。

一九六八年のカネミ油症事件（小学生のころ被害者の女生徒がいたので、私もよくおぼえていますが、カネミライスオイルという米ぬか油に工場の欠陥から熱媒体として使われていたＰＣＢが混入し、今も約二〇〇〇人もの被害者が苦しんでいる中毒事件）をきっかけに、ここでは、大工場で通常使われる苛性ソーダなどの化学合成添加物をいっさい使わないと決めました。その代わり、ここでは、お湯で油を六回も洗うという世界的にもめずらしい方法をとっています。

「ぼくらは、今年も農家に交付金がでるように陳述書を出そうと思うんだ。あたりまえに、食べるものって何だという疑問から出発してさ」

毎日のように食べる油だから、身近なところで作られた安心なものが一番だと、安田さんは言います。

輸入油に横たわる遺伝子組み換えの脅威

輸入油には、遺伝子組み換え（以下ＧＭ）の脅威も横たわっています。米国が、ＧＭ大豆の栽培を許可したのが一九九四年。一〇年ちょっとで、米国では八割近くがGMに。その大豆も、日本の自給率は五パーセントほどです。ナタネの主たる輸入先カナダでも、GMナタネが七割を超えました。万が一、からだに無害だと証明されたとしても、片方の指で数えられるほどの製薬会社が、種苗会社をぞくぞく買収。種と農薬の抱きあわせ商売が農家の自立性を奪うとや、生態系に悪影響を及ぼすという研究報告などを考えあわせると、私は、天ぷらの回数を減らしてでも、国産を応援したいと思います。

安田さんは、近ごろ、校庭に菜の花畑を作ったという地元の小学生たちに、ナタネ油のしぼり方を教えてあげたそうです。

「今の子は、油が種からしぼれることも知らないでしょ。まずはそこから教えてあげて、自分たちの納得のいく食べものを、みんなで守っていかなきゃな」

マヨネーズや食用油だけではなく、あらゆる食材が、多かれ少なかれ似たような劇的なドラマを抱えています。それを見抜いて、選ぶ力が問われているのです。めんどうだけど、なかなかスリリング。食べるって、やっぱり大事なことですから。

今も下がっている食糧自給率について

日本の沿岸から漁師の姿が消える日

マスコミでも、にわかに食糧自給率の低さが取り沙汰されるようになりましたが、二〇〇八年の春、民俗学者の結城登美雄さんが、横浜のスローフード・

フェアで鬼気迫る講演をし、私も目が覚める思いでした。

「毎年、日本から一一万人の農家が消えています。そして毎年、一万人の漁師が消えています。今、日本の漁師は約二一万人ですから、あと二〇年もすれば、日本の沿岸から漁師の姿は消えるでしょうな。そのときになって、国産がいいなんて、かなわぬ贅沢《ぜいたく》を言わないでください」

一九六六年には七三パーセントだった食糧自給率は、年々、下がりつづけて、今や三九パーセント。工業化が進んだ国はどこも同じなんでしょ？ と言う人がいますが、そんなことはまったくありません。フランス、アメリカが一二〇パーセントを上回り、ドイツは九九パーセント、低いほうのイタリアでも穀物や肉類が八〇パーセント、果実と野菜が一〇〇パーセント、という現状を考えると、日本は異常な低さです。

結城さんが「日本農業新聞」に寄せたコラムに、こんな文面がありました。

——一億二七〇〇万人の日本人の食は、わずか三一五万人の農民と二一万人の漁師の報われない労苦によって支えられているのである。（中略）池田香代子さんの著書『世界がもし100人の村だったら』を借りて言うならば、一〇〇人の日本村は、三人の人々が土を耕し種をまき、舟をこぎ出し網を引きあげている。それを九七人がわがまま放題に貪り、不平をたれている村といえないか。しかも、三人の食の担い手のうち、一人は六〇歳以上で、もう一人はすでに七〇歳を超えている。――

長年、東北の農山村を歩いてきた結城さんが、あえて強い口調で語りはじめた背景には、よほどの危機感があるのでしょう。楽観を旨としている私ですが、子どもたちの将来を考えるおとなの一人として、これは肝に銘じておこうと思いました。

お金さえ出せばいつまでも食糧が入るという幻想

また別の日、同じ「日本農業新聞」のコラムに、エコロジーといえばその名があがるアメリカの研究者レスター・ブラウンが、バイオ燃料騒動を激しく批判していました。

――米国は、自らの石油の不安定さを穀物から作るエタノールで補おうとする誤った政策によって、世界の食糧をかつてない規模で不安定な状態に陥れている。――

穀物をバイオエタノールに変えるというアメリカから発せられた大波が、世界の穀物事情を悪化させ、食品が大幅値上げ。各国で「これじゃ主食が買えない」という市民たちの暴動が続発しています。

――一九九〇年から二〇〇五年まで人口増加と飼料向けの消費拡大で、世界の穀物消費は、年間平均で二一〇〇万トンずつ増えた。二〇〇六年、米国のエタノール工場向けの穀物需要は五四〇〇万トンだった。二〇〇七年には、八一〇〇万トンに激増した。エタノール向けだけで一年間に二七〇〇万トン増えた計算だ。――

このコラムによれば、飢餓人口は、八億人から二〇二五年までに六億二五〇〇万人に減ると見ていたミネソタ大学の研究者は、二〇〇七年、バイオ燃料を考慮に入れてこれを訂正、二〇二五年までに一二億人に増加すると発表しなおしたそうです。結果、ロシア、アルゼンチンの小麦、ベトナム、インドの米など、穀物の大産地も相次いで輸出制限を始めました。自国民が飢えるかもしれないのに、売っている場合ではないというのです。

まずはわが家の食卓から

さて、この二つの短いコラムから浮きあがってくる日本の現状は？

やはり、いつまでもお金さえ出せば食べものが手に入ると考えるのは、甘いかもしれません。そして、本質的でない情報におどらされることなく、まずは食べものを作る人、獲る人に目を向け、頼もしい後継者が育つ社会にしていくことでしょう。

ただ、数字やデータは疑ってかかれ！　という鉄則からすれば、自給率はあくまでもカロリーベース。先日、種子島の新聞で、ある地区の食糧自給率が八〇〇パーセントを超えるという記事を見てたまげましたが、地元の人は「さとうきびの産地だからね。でも、こんなこと書くと、誤解されるわよね」と涼しい顔。

そこで、輸入の食用油やさとう、輸入素材の外食や弁当の回数を減らし、国産の米をしっかり食べて日本型の食事を増やせば、ぐっと自給率は上がるという見方もあります。

大きな数字につい打ちのめされてしまいますが、誰にでも手を打てるのは、ちいさなわが家の食卓からです。めげずに、わが家の冷蔵庫の自給率あたりから始めてみましょう。案外、やすやすと八〇パーセントくらいは達成できるものですよ。

フード・マイレージって知っている？

安い外国の素材とエネルギーのムダづかい

「フード・マイレージって知っている？」と、あるとき、知人にきかれました。初めて耳にすることばでしたが、まず連想したのは、航空券のマイレージ。何かを食べつづけると、ポイントがたまって、どこかの名産物でも送られてくるのかな、と思ったものです。

けれどもそれは、まったくの見当違いでした。

なんでも、フード・マイレージとは、輸入食料の総数に、輸送距離を掛けあわせたマイル数のことだそうで、単位はトン・キロメートルとなるそうです。

個人差はあるものの、私たちのふだんの食べものは、その多くが、大型タンカーで海を渡って運ばれ、飛行機で空を旅して、日本に届きます。

それは、どれだけ輸送コストをかけ、枯渇するかもしれないといわれる石油や、原発を増やす電気を浪費しているのか。

つまり、安い外国の素材に依存する私たちの暮らしが、どれだけエネルギーをムダづかいし、地球に負担をかけ、子どもたちにもよろしくないか、ということのモノサシです。

最初に思いついたのは、一九九四年、イギリスのNGOで活動するティム・ラングという人です。

原語はフード・マイルズですが、マイルということばがすぐ距離に結びつかない日本人にはなじみにくいかもしれないというわけで、少し聞きなれたマイレージという表現で広めたのは、昔、農水省の研究者で、今は衆議院議員として食糧問題に取りくんでいる篠原孝さんという人だそうです。

マイレージのランキング、ダントツ一位の日本

ほお、おもしろいことばね、とのんきに構えていた私も、知人が送ってくれた論文に目を通して、ぎょっとしました。

カロリーベースとはいえ、日本の自給率は三九パーセント。覚悟はしていたものの、二〇〇〇年のフード・マイレージのランキングで、日本はダントツの一位だったのです。

私は、てっきりアメリカかと思っていました。だって大きな家には、テレビも車も二台以上、電子レンジでチン！　があたりまえの国ですから（我なが

ら、偏見に満ちてますが……）。

ところが、アメリカの加工食品のほぼ半分は、南米などからの輸入に頼っているものの、広大な国土で穀物は売るほど作っているから余裕だというのです。当時の日本のフード・マイレージは、五〇〇〇億トン・キロメートル、三位のアメリカ、一四〇〇億トン・キロメートルの四倍近く。なぜか二位は、お隣の韓国でした。

ほぼ九九パーセント輸入の家畜の餌

この日本と韓国のフード・マイレージをどんどん押しあげているのは、人間の食糧だけでなく、ほぼ九九パーセント輸入の大豆、トウモロコシ、大麦といった家畜の餌です。

中国でも食の欧米化が進み、世界的にも肉の消費が増えるなか、家畜の食べる穀物は膨大です。その一方で、南半球では、人の食べる穀物不足で暴動が続発しているのです。

そこで、日本人から見れば大肉食らいのヨーロッパでさえ、肉を食べる量を減らし、質のいい国産肉を週に一度くらい、と言いだしています。

一方日本人は、七〇年代に比べて、五倍の肉を食べているそうです。

消費が伸び悩む沿岸の魚や米を食べれば、なんとかなると思いますが、だからといって、「もう肉を食べるな」なんて言うつもりはありません。国内の畜産農家は、安い外国の肉との価格競争にあえいでいるうえ、アメリカに煽《あお》られているバイオエタノール騒動で餌が値上がりし、苦労の連続。身近な肉を週に一度くらい、大事に食べるというのではどうでしょう。

「もっとエコ」をめざすことば

それにフード・マイレージということばは、応用も可能です。

国内の生産者は支えたいけど、「おとり寄せ」で排気ガスを撒《ま》き散らすより、地元のものを食べたほうがずっといいし、自家菜園ならフード・マイレージはゼロです。近くで作られたものを食べるのが、何よりすてきというわけです。

先日テレビで、某外国のミネラルウォーター会社のエコ運動が紹介されていました。日本人が、その会社のペットボトルの水を買えば買うほど、アフリカに井戸が増えるというのです。その志はすばらしいけれど、フード・マイレージ的には、わざわざタンカーで遠方から運ばれた水を飲むより、日本の水を飲むほうがずっといいでしょう。

おいしい水を守るために雑木林を増やす運動のほうが、もっとエコよね、とつっこむときにも使えて、けっこう便利なことばです。

お米と何よりも身近な環境運動

どこにでもいたメダカもレッドデーター・ファイルに

幼いころ、田んぼで泥だらけになって、アマガエルをつかまえた覚えがあります。九州育ちの私は、そんな経験は、誰にだってあるものだと思いこんでいましたが、あるとき少し年下の編集者が、真顔で、最近までメダカを見たことがなかったと言うのでびっくりしてしまいました。東京の荒川区育ちは、田んぼや小川と無縁だったのです。

どこにでもいたメダカも、環境庁が発表した、絶滅の恐れがある生きものを集めたレッドデーター・ファイルにとっくに入れられていました。

数年まえにも、『どぜうとのさま蛙探検団』というのんきな名刺をさしだす紳士がいました。定年も近いし、なつかしい生きものでも探しながら自然保護を始めたいというその方によれば、柳川鍋になるドジョウの大半は、もはや韓国からの輸入で、これもめっきり減ったが、それでもまだトノサマガエルほどではないというのです。

それは強い農薬を撒きつづけた結果

それにしても、なぜ、日本中にあたりまえにいた生きものたちが、こうもめっきり減ってしまったのでしょう。

それは、多くの専門家が指摘するに、高度経済成長のころから、せっせと田んぼに強い農薬を撒きつづけてきたからだそうです。メダカであふれていた小川も、コンクリートの三面張りの水路に変わり、そうなると、フナやナマズも田んぼに上がれず、ますます減っていったのです。

一九七〇年代、有吉佐和子が、著作『複合汚染』で農薬の害を世に問い、ちょうどそのころから、できるだけ農薬を使わずにお米を作ろうという運動が各地に広がっていきました。おかげで、今は農薬もずいぶん変わり、これを使っている田にも生きものの姿が見られるようになってきました。

田んぼは「生きもののゆりかご」

そんななかで、全国に減農薬運動を広めてきた宇根豊さんも、ご自身は、福岡県で無農薬の赤米を育てながら、星座板ならぬ、虫見板というものを考案し、日本中の教育現場に普及させてきました。

宇根さんは、田んぼを、「生きもののゆりかご」と呼びます。田んぼは、冷たい山の清流とは違い、水もゆるく、流れもほとんどなく、泥でにごっている。プランクトンも増えるし、これほど虫たちにいい環境はないというのです。たとえば、トンボは、田んぼにたまごを生み、幼虫のヤゴは、そこでほかの虫を食べて育ち、初夏のある朝、いっせいに羽化して飛びたっていきます。

ドジョウも、トンボも、メダカなど、考えてみれば、私たちがちいさなころから童謡で親しんできた生きものはみんな、いい田んぼがあったからこそ、そこにいたというわけです。

今、食べる者として米農家のためにできること

ところが近年は、田んぼの生きものよりも、本当に危機的な状況にあるの

は、日本の米農家そのものになってしまいました。

米の価格の低迷で、台風や温暖化に泣かされながら苦労して作ったところで、満足な現金収入が得られません。

美しい棚田の風景を支えてきたちいさな米農家さえ、作っても赤字というような状況です。

その理由は、まず、戦後から今も止まらない私たち日本人の米離れ。輸入小麦に支えられた手軽なパン食への移行です。これに追いうちをかけてきたのが、貿易の自由化。米だけは自給できるのに、今も七〇万トン以上の米粉が輸入され、おせんべいやおもちになります。

しかも、近年は、中国や台湾、アメリカでも、日本が育ててきたブランド米、コシヒカリなどが商標登録されて、各国で同様の品種が作られはじめています。

何より深刻なのは、農家の高齢化。人が年をとっていくのを社会問題にするのも失礼な話ですが、後継者が現われないほど、もうけが少ないのです。

よい農家を本気で食べ支える

それでもお米を作ってくれている農家に、私たちはもっと感謝しなければならないと思います。このままでは、日本が唯一、一〇〇パーセント自給できてきた主食が危ういのです。青田のなつかしい風景を失ってしまいかねません。

今、食べる側の私たちにできる唯一のことは、生きものまでも育もうというよき農家を本気で食べ支えることです。自分は菓子パンを食べたり、ペットボトルのお茶を飲みながら、無農薬なんてかたいことは言いません。減農薬でいい。できれば一つの集落や山村と直接つながって、その労力に見あう価格で買いましょう。

それは、子どもたちのからだにいい米をおいしくいただきながら、しかも自宅にいながらにして手軽に参加できる、最も身近で具体的な環境運動だと思うのです。

地元食材に目覚める温泉旅館

地元の旬の素材を大切にしているか？

ある女性誌で温泉の連載をすることになり、せっかく取材をするのなら、チェック事項を作ってみようということになりました。

まずは、季節に関係なく、マグロ、タイ、エビ、カニ、和牛といった宴会料理がどかっと出るところは外すことにしました。「人里離れた山中でまで、マグロのお造りもねえ」だとか、「魚のうまい漁港でまで、無理して霜降りの和牛を出さなくても……」と悪態をつくのは、もうごめんだからです。

それから、外国生まれのエビ、サーモン、牛肉、ましてや外国育ちの惣菜や漬けものばかり平気で出すような宿も、ご法度。

逆に言えば、評価したいのは、地元の旬の素材をいかに大切にしているか、そこに的をしぼってみることにしました。

安い外材に頼る現実

日本中に、大変な数の温泉街があります。それは世界に誇る文化です。そこにまた、一〇〜一〇〇軒という数の旅館やホテルがうごめいています。それらの宿が、地元の農家や近郊の漁師、誠実な加工食品に目を向けてくれたなら、それだけで国内の生産者はずいぶんと安泰だろうと思うのです。

ところが現実には、「こちらも客商売ですから……」と、圧倒的に安い外材に頼る宿やホテルが多いのです。おまけに、売っているみやげものにも、中国など外国で安く作られたものが増えています。

けれど、貿易の自由化で、ただでさえ国内の生産者はしんどいのです。中国、アジア諸国、アメリカ、カナダの安い原料との価格競争では、とても太刀打ちできません。そのうえ、オーストラリアの乳製品などの自由化がすすみ、沖縄から北海道まで、畜産や酪農を手がけてきた人たちは、大変な苦境に立たされています。

決して安くはないけれど、安全な食だとか旬だとか言うのなら、断然、国産です。もし、温泉宿が、日本の原風景を売りにするのなら、そこで出す食事くらいは、日本の原風景を支える農家や漁師から買ってほしいなと思います。

国産大豆を使った豆腐懐石で再生した温泉ホテル

そんなことを考えているときに、群馬県の猿ケ京《さるがきょう》温泉にある「猿ケ京ホテル」に行きあたりました。

この温泉街は、かつて関越自動車道路の開通により人の流れが変わってしまい、ごっそり客足が遠のいて、廃業する大型旅館が続出したところです。このとき、「猿ケ京ホテル」の女将さんが、なんとかお客を呼びもどそうと知恵をしぼったのです。

そしてまず、地元にあるものを探しました。東京の水がめの一つ、赤池湖を見おろす自然に恵まれた場所ですから、水は間違いなくおいしい。それに、群馬県には「鶴の子」という品種のおいしい大豆もあります（日本の大豆の自給率は、わずか五パーセント未満）。そこで思いついたのが豆腐だったのです。

このホテルでは、一九九〇年から、早朝から従業員が豆腐や湯葉を作り、工夫をこらした「豆腐懐石」を供しています。これが当たって、平日でも、大勢のお客がやってきます。

もう一つ感心したのは、朝食のバイキングです。ここの朝食は、豆腐だけでなく、パン、ジャム、みそ汁のみそ、こんにゃく田楽、なんでも手づくりでした。野菜をほおばりたい客のために、サラダバーには地元の野菜が用意されています。きんぴらごぼうも、お煮しめも手づくりです。

若女将は「袋ものは、いっさい使いませんよ」と胸を張るのでした。

この一〇年くらいの間に、日本中のホテルの朝食に袋ものが増えました。それはどういうことかというと、中国やヴェトナムで現地の人が現地の素材で調理した里芋の煮っころがしやらきんぴらごぼうが、袋ものにして運ばれ、ホテルの和風バイキングの料理として並んでいるのです。

温泉ホテルだけでなく、都市型ホテルでも、どんどん「猿ケ京ホテル」方式をまねしてくれたなら、国内の生産者にとって、どんなにか励みになることでしょう。

地元の米農家を応援しはじめた鳴子温泉の人たち

宮城県の鳴子温泉で「鳴子の米」という集まりがありました。

日本人がどんどん米を食べなくなったために、今では、農家がお米を作っても、ほとんど現金収入を得られないような状態です。けれども、昔から農家の湯治場として栄えてきた鳴子温泉は、こんなときこそ地元の米農家を支えたいと、何軒かの温泉旅館、商工会、役場の人がいっしょになって、「鳴子の米」という会を開いたのです。当日は、地元の人が、いろいろなおにぎり、炊きこみご飯、もちなどを参加者に振る舞ったのですが、実においしい米でした。

この思いが鳴子の温泉街全体に広がっていくには時間がかかりそうですが、こうした試みが全国の温泉場に波及していけば楽しいと思います。そうなれば、温泉宿でもその土地でしか味わえない料理を食べたいと願う私のような者にとっても、願ったり叶ったりです。

甘いチョコレートの甘くない話

有機カカオの生産者との出あい

冬といえば、チョコレートや温かいココアのおいしい季節。

この時期になると、洋菓子屋やチョコレート専門店の経営するカフェに、女の子が群がります。

思えば、町に次々と新しい高級チョコレート店がお目見えし、有名なチョコラティエが、大手とコラボレーションして日本限定の味をだしたり、カカオの多いビターなおとなの味の新製品が競うようにして店頭に並びはじめたのは数年まえです。

私はそのころ、ポルトガルでメキシコ人のおばさんに出あいました。ドンナ・セバスティアーナという名のおばさんは、有機チョコレートの生産者でした。

なんでも彼女の暮らすタバスコ州は、アステカ時代には、ヨーロッパがスペインを介して輸入していたカカオの大産地だったそうです。

そのころ地元では、甘味といえば蜂蜜くらいで、カカオは、甘くせずに、チリ（熱帯アメリカ産のトウガラシ）などを加えて飲むものでした。

冬はからだを温め、元気のないときは一種の精力剤として珍重されていたそうです。

なぜ有機にこだわったのか

しかし、彼女がなぜ有機カカオにこだわったかという話の内容は驚きでした。チョコレートの市場は、片方の手で数えられるほどの多国籍企業が独占していて、生産地では「急がされて青い実を摘まされるわ、かけたくない農薬は使わされるわ、そのあげくにコヨーテ（現地の人は仲買いをそう呼ぶ）から安く買いたたかれるわで、農家は食べていけない。そこで若者たちは仕事を探して都会に出て、犯罪に巻きこまれたりもした」というのです。

そんなわけで、一〇年ほどまえ、カカオを自分らで粉にして、さとうを加えて加工し、空港などで売りはじめたところ、それまでの六〇倍もの値がついたというのです。

日本の子どもたちが、毎日のように食べているチョコレート。その向こうには、そんな話があったのです。

メキシコでのぞいたカカオの畑

あれからはや五年。メキシコに出かけてなんとかしてあのときのおばさんを探してみよう、と思いたった私ですが、しかし地球温暖化の波は、わが取材にも確実に影を落としはじめていました。

田舎の母に娘を託して、せっかく自腹をきってやってきたメキシコなのに、強大化した台風に襲われたタバスコ州は、その道路の七割が浸水し、ライフラインがとだえ、大統領が国民に切々と協力を訴える事態に陥っていたのです。それでも、このまま帰るのはあまりに無念と、探しに探して、グアテマラの国境に近いタパチュラ郊外で、ちいさなカカオ農場を訪れることができました。

夢にまで見たカカオの木。それはそれはけったいなもので、太い幹からニョキッと赤ん坊の頭ほどの実が生えているのです。これが金色や赤色に熟したら収穫です。中はドリアンのように白い繊維に覆われていて、これを発酵させ、天日で乾燥して薄皮をとればカカオになるのです。農薬も使っていませんでした。

農場主の収入はさておき、収穫のための労働者の日当は約三〇〇～五〇〇円くらいで、「子どもを学校にやれない」とぐちっていました。

西アフリカにはさらに深刻な状況が

日本では、食育の一環として「顔の見える関係」なんて言っているけれど、カカオやコーヒー、バナナなどのように原産地が遠ければ、顔はさっぱり見えません。

数年まえから、日本のちいさなNPOが、西アフリカのカカオ農場の児童労働の実態を、大手の菓子メーカーに知らせる手紙作戦を展開しています。その手紙には、「近隣の国からコートジボアールに人身売買され、朝早くから夜遅くまで奴隷状態で働かされている子どもたちがいると聞きました」とあります。メキシコのカカオ農場で聞いた子どもを学校にやれないという話どころか、もっとずっと深刻な世界。現地で確かめなければなんとも言えませんが、何も知らずに食べている私たちも、ここは考えどころです。

私もチョコレートが大好きです。それだけに、甘いチョコレートの向こう側の甘くない話は、ひとごとじゃないな、と思うのです。

「食べる映画」を味わおう

食卓を囲む印象的なシーンが

私は、とにかく映画好きで、ストレス解消法は映画館です。夜中に原稿を終え、少しでも眠ればいいものを、気がつけばＤＶＤでも借りて観ていたりします。それでもそのほうが、心もほぐれ、疲れがとれるような気がするからふしぎです。さて、いろいろと観た映画のなかに、食や食卓を囲むことについて考えさせられる味わい深い良作は、たくさんあります。

たとえばイタリア映画の『みんな元気』（ジュゼッペ・トルナトーレ監督）は、マストロヤンニ演じる年老いた父が各地の子どもたちを訪ね歩くロードムービーです。この映画でも、不幸のあった長男が不在のまま一族がパスタを食べる食卓は、イタリア人が家族の食卓を何よりも大切にしているだけに寂寥《せきりょう》感《かん》漂うシーンでした。

また、旧ユーゴスラビア戦争を皮肉たっぷりに描いたスクトリッツァ監督の『アンダーグラウンド』では、ラストシーンで純白のテーブルクロスが敷かれた草上の食卓が印象的でした。

そこでは、失った息子も、裏切られた親友も、殺しあった敵同士もいっしょに食卓につくのです。動物園の爆撃に始まり、それまでの展開が劇的なだけに、この夢のようなシーンは神々しいほどでした。

欲望を刺激する映画も

一方、ストレートに潜在的な欲望を刺激する映画も少なくありません。ジョニー・ディップのような大物を起用した『ショコラ』は、ちいさな田舎町に現われた美女のチョコレート屋が、人々をなんとなく幸福にしていくという物語で、これが現在のチョコラティエ・ブームに火をつけたともいわれています。

それが、同じジョニー・ディップ主演の『チョコレート工場の秘密』になり、「魔法の工場、ウィンカ」印のチョコをネスレが限定販売したりすると、せっかくおいしい映画が、どうも手放しに味わえなくなるから困ったものです。

硬派なドキュメンタリーも

また、硬派なドキュメンタリーもあります。

昨年、上映された『ダーウィンの悪夢』は、オーストリアの若い監督によるもので、かつてダーウィンの揺りかごと呼ばれた生態系の豊かなアフリカのヴィクトリア湖が舞台。

この湖に一九七〇年代、イギリス人が貧しい地元の漁師によかれと放った外来種のナイルパーチが異常繁殖し、もとからいた魚たちを駆逐していきました。ところが、このナイルパーチという一メートルにもなる白身魚が外国に売れ、貴重な現金収入になったのです。

そこで、タンザニアに二年も滞在した監督は、その魚をめぐる大量流通の流れが地元に格差をつくり、そのコミュニティーを破壊していくさまをえぐりだしていくのです。老人を敬わず、女は身を売り、魚を運ぶロシアの飛行機はひそかに武器を運ぶ。誰にも悪意はなく、ただ暮らしのために必死なだけです。

映画の関係者の話によれば、このナイルパーチが運ばれる先は、イギリスのフィッシュ&チップスという伝統料理や日本のファミレスや学校給食の白身魚メニューだそうです。知らないうちに、私たちの日常の食が地球の反対側の人々に大きな影響を与える。これが、食のグローバル化の知られざる側面です。

大量生産の食べものが作られる現場は……

さらに、『いのちの食べかた』は、子どもを育てる方々には、ぜひお勧めの一本。これまたオーストリアの若い監督で、せりふがゼロなので、お世辞にも娯楽映画ではありません。

ただ、大量生産の食べものが作られる現場を淡々と描くのです。戦車のようなトラクターの速度に合わせて、畑に這《は》いつくばりながらレタスを収穫し、箱詰めする移民たち。ベルトコンベアーで次から次に流れてくる豚の足だけを、ミートパッカーで切りおとす女性。土のない畑で液肥だけで育つピーマン、地底深く重機で削られる岩塩。

これが、海の向こうに運んでも食中毒一人出ない、グローバル・スタンダードな食品の「安全」というもの。移民を酷使し、一円でも安くした「消費者にやさしい」食品というものです。特別な国の特別な事例ではなく、世界中ではぼ同じ。その現場で働く人たちの姿は、まるで苦行僧のようでした。

ふつうの人が日々口にする「安くて、安全で、便利な」食の現場がどんなふうか、食べる人のマナーとして観ておきたい映画の一つです。

スローフードの偉大な師

イタリアのレナート・スカルペッリ氏

つらい春でした。

『スローフードな人生！』という本を書くきっかけを与えてくれた人物が逝

ってしまったのです。レナート・スカルペッリというおじいさんで、私にとっては、イタリアの父のような存在でした。

レナートは、脱サラしてトスカーナの田舎で農場をしながら、家庭に問題を抱えた子どもたちを育て、社会に送りだしてきました。

一〇〇人以上の子が、この農場を巣立っていきました。両親が病気の子、虐待を受けた子、孤児……なかには、ロシアの孤児院から里子になった、顔に重度のやけどを負った子もいました。

私は、その農場が大好きでした。

別に何か手伝いに行くわけでもありません。週末、元気がなくなると出かけ、藤棚の下に広げた食卓で、子どもたちと昼食し、アヒルや七面鳥を見せてもらうだけで、疲れや雑念から解放されたものでした。

レナートは、NPOを立ちあげ、ペレストロイカ直後は、ロシアの孤児院や貧しい家庭に食糧や薬品を配っていました。

この一〇年ほどはブルガリアの農村に通っていました。

半生を子どもたちにささげた理由

なぜ、レナートは、そんな後半生を選んだのでしょう。その理由を、知りあって一年半も経ったころ、ロシアへ同行する旅の空で打ちあけてくれました。

彼は、赤ん坊のころ、パルチザンの農夫に命を救われたのです。一九四三年、農夫の家に匿《かくま》われていたラビ（ユダヤ教の指導者）の一家、つまり、レナートの両親と幼い姉はゲシュタポに連行され、そのままオーストリアの収容所で帰らぬ人となったのですが、彼だけは、自分の子だと言いはる農家の母親の気迫に押されて、黙認されたのです。持病で背骨が曲がり、一四〇センチ台という小柄な農家の母親、一方、長じて二メートル四センチになったレナート。顔も似てはおらず、親子でないことは誰の目にも明らかだったでしょうに。

トスカーナ人らしい毒舌家で、白髪混じりの長髪がどこかモーゼを思わせる人でした。彼の死を電話で知らせてくれたのは、やはり幼いころ親戚の間をたらいまわしになり、そのままこの家の娘になったイザベラでした。
初夏になったら会いにいくつもりです。

水俣の杉本栄子さん

その沈うつな心に追いうちをかけたのが、水俣の杉本栄子さんの訃報でした。電話をしてくれたのは、無農薬のお茶でお世話になっている天野浩君でした。夫が不在でしたが、娘も連れてお葬式に向かいました。長崎生まれ、福岡育ちの私ですが、水俣は、第二のふるさとのような地です。そして、この町で出あった栄子さんと雄さん夫妻は、『スローフードな日本!』(新潮社、2006年)執筆のきっかけとなった方々でした。

一〇年も水俣病で寝たきりだった栄子さんが、もうこれ以上は治せないと大学病院の医師に告げられたあとも、子育てをし、半農半漁の仕事を続けてきたのは奇跡だとささやく人もいます。

「食べもので病気になったから、食べもので治した」

初めてお会いしたその日、喜色満面でいりこ漁から戻った栄子さんは、まわりの人たちまで元気にするオーラに満ちており、こう言ったのでした。

「食べもので病気になったとですから、食べもので治したとですよ」

その後も、日々、背を焼かれるような痛みやしびれに苦しみながら、いつも笑顔を絶やさない栄子さん。地元の資料館で子どもたちに体験談を聞かせ、東京で講演し、そのたびに涙を流しました。

それでも栄子さんは、網元のひとり娘だった自分を地獄に陥れた公害病を、「のさり」と呼ぶのでした。地元の漁師は大漁を「のさった」と言う。のさりとは、神の恵みのことです。

数年まえに胃がんの手術を受けましたが、その後も、胎児性水俣病患者のための施設『ほっとハウス』の施設改善のための募金にますます懸命でした。

葬儀の会場は、著名人からの花束であふれ、日本中から入りきれないほど大勢の人が駆けつけていました。「これこそが、母の願った豊饒の海です。のさりだと思います。母ちゃん、きょうはのさったぞ」という息子さんのごあいさつに、こらえていた涙が止まりませんでした。

栄子さんは、水俣の海のように懐の広い心について教えてくれた人でした。

今も水俣には、その栄子さんを人並みはずれた精神力で守りつづけた夫の雄さん、そして、こんなすごいあいさつをする息子さんたちがいる、そう思えば少し心が晴れてくるのでした。

農家民宿に泊まって、食べものを作る人とつながろう

泊まってみて見方を変えた私

『田舎に泊まろう！』という番組が受けていますが、あんな旅もいいものだなあとあこがれたところで、所詮、タレントでもない私たちが、いきなり泊め

てくれというのは虫がよすぎるでしょう。

そこでおすすめなのが、農家民宿や漁師民宿です。

実は私も、民宿は気兼ねがあるのではないかと敬遠していたのですが、『九州のムラ』という雑誌の編集長に誘われて、大分県の安心院町《あじむ》の民宿に泊まり、見方が変わりました。

あるとき、実家の両親と妹親子、姉の次女まで誘って行きました。私の父も、子どもたちの父親も農業とは無縁。これはいい「食育」になるぞと考えたわけです。

お世話になったのは、「舟昔ばなしの家」。なつかしい土塀の木造二階家で、中山ミヤコさんと文弘さんの夫婦二人暮らしです。ミヤコさんは、当初は、他人を泊めることに抵抗があったけれど、朝、摘んだ野菜や裏山のきのこを使った家庭料理を出すだけで、客がとても喜んでくれるので、だんだん楽しくなってきたそうです。

文弘さんは、数頭の黒毛和牛を飼い、田んぼで米を作っています。夕食には、ミヤコさんが畑で育てた素材で作った刺身こんにゃくやざる豆腐、里いもの茎のみそ汁、猟師がしとめたいのしし鍋、牛肉とたけのこの煮もの、ぜんまいとにがうりのサラダ、自家製の梅干まで並びました。

「こんなにおいしいものを食べたのは久しぶり」と、父もご満悦。食の細い姪っ子も、わしわし食べてくれました。子どもたちは、牛のえさやりやたまご集め、うどん打ちまで体験できて、「田んぼで、バッタの脱皮を見たよ」と目を輝かせているのを見ると、こちらまでうれしくなりました。

安心院町には、当時、甲乙つけがたい一四軒の農家がありましたが、笑ってしまったのは「親戚の表彰状」。どの宿でもいいから安心院町の民宿に一〇回泊まった人は、もう親戚も同然だというのです。

冗談のようですが、実際に表彰された東京の女性は、近ごろは中山さんの家に「ただいま～」とやってくるそうです。

ちょっと故郷のお母さんに会いに……

私のまわりには、大都市近辺の団地や建売住宅地で生まれ育った人がたくさんいます。

裏山に竹やぶ、庭に柿の木、縁側でスイカ、夕方のひぐらしの声……といった故郷をもっていない世代です。そういう友人たちも、ある年齢に達すると、やっぱり帰っていける故郷のような場所が欲しいなとぼやくのです。

贅《ぜい》を尽くした高級旅館だけでは、どこかうすら淋しい。この数年、農家民宿や漁師民宿は各地で増えていますが、その背景には、そんなニーズもあるかもしれません。

宮城県の釜石、長面湾の岸辺には、「ゆっくり村」という漁師民宿がありま す。すぐ裏の北上川の河口には万葉の風景ともいえる葦の原が残り、はぜの干物を作る最後の女漁師がいるなど、興味の尽きない土地柄で、お父さんの健さんは、長いこと地元の漁協の組合長をしていた漁師です。晩には、もうお父さんのカキ、ホタテ、タコ、サケ、イクラ、カニ、つぶ貝などが、どかっと並びます。

この「ゆっくり村」の村長、坂下清子さんが、「日本のお母さん百選の選考委員になっちゃったのよ」と、電話をくれました。

農林水産省が、農村を元気にしようと、農家&漁師民宿の情報をもっと発信しようということになったようです。棚田でも滝でも、なんでも百選が好きだなとは思いますが、二〇〇五年時点で、農家&漁家の宿は全国に三七〇〇軒もあるそうで、今後の展開が楽しみです。

もちろん、こうした「お母さん民宿」が苦手な人もいるでしょう。もっと好きにさせてほしいとか料理に工夫がないとかいうのですが、人には好き嫌いがありますし、相性もあるので、それはそれでいいのです。

たしかに日本の農家民宿は、家屋の造りのせいか、気質なのか、西洋の民宿に比べて、より親密です。

ただ、その親戚感覚が、甘ったれでずうずうしい私にはありがたいのです。豆腐も、油も、ソーセージも、食べものをスーパーの棚に並んだ製品というかたちでしか知らない子どもたちにとっては、大切な場所です。

食に関する不安なニュースが飛びかうなか、食べものを作る人との距離も縮まるし、情報に振りまわされない自分なりの価値観をつくるきっかけにもなり、おとなにとっても大切な場所です。

いちど、子どもを連れて遊びにいってみてください。

改めて産地にこだわろう

一時のブームは真摯《しんし》なモノづくりには貢献しない

寒天は、腰まわりに貫禄のでてきた世代や便秘の人には強い味方です。数年まえの寒天ブームのときには、こればかり食べすぎてからだをこわす人が続出したそうですが、ものにはかげんというものがあります。それでも、カロリーはゼロ、カルシウムやタンパク質を多く含み、おなかの中でふくらみ、腸内をきれいにしてくれるおもしろい食材です。

けれど、どこで、誰が、どうやって作った寒天なのか、という点は押さえるべきでしょう。

数年まえ、あるテレビ番組から火がつき、寒天ブームになりました。角寒天の産地、長野の伊那と並ぶ、細寒天の産地、岐阜県恵那《えな》市の山岡にも問いあわせが殺到。

けれど、数年も経つと、結局、材料の天草の値が倍に跳ねあがり、むしろ生産者には頭の痛いことになったのだとか。一時のブームは、真摯なモノづくりにあまり貢献しないようです。

その山岡に、この冬、ふたたび出かけました。ふたたびと言ったのは、いちど、羊羹の原料である寒天づくりを見たいと、和菓子の老舗「虎屋」の方に連れてきてもらったことがあるからです。

その折、天然のフリーズドライ、寒天づくりの妙にすっかり魅せられ、ぜひもういちどと考えていました。すると「東京財団」で〈食のたからもの〉というお題をいただいたのです。

偶然生まれた寒天

名古屋から恵那まで五〇分。さらに明智線のワンマンカーに揺られて山岡駅に着きます。そこから三浦信久さんの「丸三寒天」まで約二キロ半。瓦屋根に土塀の古い工場の、二階の窯場《かまば》からはもうもうと湯気が立ち、裏の田んぼには一面に並んだ葦簾《よしず》の上に、目にも鮮やかな白い寒天が広げられていました。

そもそも寒天は、江戸時代、京都のはたご屋、美濃屋太郎左衛門が、ところてんを外に放置しておいたところ、偶然これが凍って数日後に乾物になっていたのがおこりだそうです。

寒天という名は、白くて清浄で精進料理に最適ということで、高僧、隠元がつけたといわれています。

危うし世界に誇る食文化

岐阜の山岡で寒天づくりが始まったのは、昭和の初期。冬の農家の副業として取りこまれました。

慣れない仕事に最初は苦労しますが、冬はマイナス一〇度にも冷えこむ盆地で、寒暖の差も大きい。そのうえ、雨や雪が少ない山岡は、寒天づくりに向いていたようで、生産量はしだいに増えます。

一九五七年のピーク時には、岐阜だけで一二九軒、その大部分が山岡町にあったといいます。

ところが、戦時中、日本からの輸入が途絶えた国々で寒天づくりが始まったことで、寒天大国は揺らぎはじめ、韓国、台湾、中国などからの輸入も増えます。今では山岡の細寒天の生産者はたった一一軒。しかも三浦家の三代目、仁憲さんのように、受けつぐと決意した若者は、岩村の水野家など四軒ほどとのこと。

世界に誇る食文化も、冬の風物詩も、そして素材にこだわる日本料理店や和菓子屋さんの存続も、危ういのです。

天候に左右される寒天づくり

山岡でショッキングなものを目にしました。山岡産と表示された寒天ですが、地元に言わせれば明らかに外国産だそうです。

白い寒天が受けるというので、漂白剤を使う業者もいますが、この外国の寒天も明らかに白すぎ、繊維もスカスカ。りっぱな表示偽装ですが、こういうものは今後も出るだろうと、二年まえから山岡では、「山岡産」という共通の金ラベルで対処しています。

酢やゴマ、雑穀がからだにいいとなれば、手間をかけて作る農家や業者より、どういうわけか商社や大手ばかりがもうかる日本。

昨今、農薬入りぎょうざが物議をかもしていますが、そもそもぎょうざづくりを、大手商社だけでなく生協のような組織までが遠い外地にまかせていることを、マスコミはもっと話題にしてほしかったです。この一〇年で冷凍の加工食品の輸入量が激増していることをもっと議論すべきです。

断然、国産びいきになった私

わが家はこの一〇年、冷凍の加工食品はアイスクリームくらいしか買いませんが、なんの不自由もありません。

やっぱり、遠い異国の知らない人にゆだねすぎた食卓を見なおすのが先でしょう。同じ名でも、国産と外国産ではどう違うのか、わからないときは、たずねればいいのです。

山岡の細寒天は、この数年、温暖化の影響で苦労しています。きっちり冷えないと凍らずに傷みます。

昔から、氷結を促進するために、気温がぐっとさがりはじめる時間、ナタで削った氷を振りかけて回りますが、そのタイミングがむずかしい。夕方の四時なのか、夜中の一時なのか、その日の天候によってまちまち。天日干しも、急に雨やどか雪がくれば、あわてて雨よけをしたり、倉庫にしまったりしなければなりません。本当に頭のさがる仕事です。

今年は、寒天でおなかをひっこめようという野望を抱きましたが、私はまたしても、国産びいきになりました。

エピローグ

日々の食事で「できることを一つだけ」始めよう

『ちいさいなかま』読者からの声を紹介しながら

『ちいさいなかま』の連載に対して、毎月、読者の方々からたくさんの反響をいただき励まされました。最後に、その一部を紹介しながら、まとめにかえたいと思います。

その一　子どもをめぐる劣悪な食環境について

共感の声が一番多かったのは、「キャラクター地獄」と「お子さまランチ」について書いた号でした。「やっぱりみんな同じように思っていたのね」と心強いかぎりです。

●食べもの、文具、おもちゃ……何から何までキャラクター。とにかく買わせようとする力の強さに押されてしまいそうだが、母は強し！　私はなんとか耐えてきた。上手につきあい、上手に距離をおく。ほんものの味や感覚を伝えつづければ、子どもは「子どもっぽい」とすぐそっぽを向いてくれる（と思っている）。

●そうそう！　ほんとに、商業主義というか、子どもを金もうけの道具にしているというか、落ち着かない環境を作りだしているというか……。キャラクターをつけなきゃ売れない程度の商品はいらないです。私からみれば、ついているだけで、商品価値が下がります。（中略）保育士が率先してキャラクターの絵を描いて見せるような園もありますが、家ではキャラクター全面排除がむずかしくても、せめて、園や学校にいるときくらい、落ち着いた環境を提供してほしい、と思います。

●昔はキャラクターグッズは貴重で、すごく大事にして友だちに見せたりしましたが、モノ本来の姿がキャラクターの陰となり、見えづらい世になってしまいましたね。

●先日、子どもとランチして、子どもがお子さまランチを頼んでみたら、エビフライ、ハンバーグ、バターライス、コロッケ、プリン、あめ、と、野菜が一つもなく、びっくり……。おとなと同じものを半分に……私も次からそう頼んでみます。

●お子さまランチは必ず揚げものばかりで、私もずーっと疑問・不満を感じてました。キャラクターふりかけと同じで、子どもの味覚を育てるものとはとても思えません。

●「食育」がはやっているのに、お子さまランチってなぜ、からだに悪いような、高蛋白、高カロリーなんだろうね、と、いつも夫婦で話しています。

●旅行で行った旅館も、フライドポテトにエビフライなど。子どもはおとなの食べている煮魚や刺身、野菜の煮物を欲しがり、結局お子さまランチは食べませんでした。これからは、島村さんのように、毒づこうと誓いました。

●私も子連れで温泉宿に泊まりにいくことがありますが、お子さまランチは絶対に頼みません。夫と私のおとなの料理を、子どもたちと分けて食べます。お子さまランチを頼んでも、子どもが残すからです。子どもは揚げものが好きだという決めつけ方が腹立たしいし、子どもだってその地域でとれたおいしい料理が一番うれしいのです。お子さまランチの発想転換のために、私もあちこちで毒づいてみようと思います。

そうだ、そうだ！　みんなで毒づけば怖くない。いっそこの際、「近ごろ、毒づく親が多くて困りますね」と社会問題になるほど広がれば、キャラクターばかりで添加物まみれのお菓子も減るかもしれないし、お子さまランチがすばらしくおいしい店やら旅館が、ぞくぞくと登場するかもしれません。でも、毒づくからにはわが身を振りかえり、できれば自分も相手も不愉快にならない程度に、うまく毒づいてみましょう。

その二　手づくりすれば、見えてくる

次に見えてきたのは、みんな、忙しいけれどなんとか手料理しようとがんばっているということです。続出する偽装事件だとか、添加物だとか、頭の痛い話はあれこれあるけれど、結局、できるだけ自分で作っていれば、あまり不安な情報に振りまわされることもないし、自分なりの基準もできてくるように思います。

●私は個人的には甘いものが苦手なのですが、子どもをもつ身として、手づくりお菓子などたしなんだほうがいいのかと思い洋菓子教室に通って、愕然としました。洋菓子ってバターとさとうとたまごのかたまりなんですね！　健康上かなりよろしくないように思われます。私たちの暮らしのなかで、ケーキというものが最上級のおもてなしメニューであるのは、年に数回程度食べるぜいたくメニューだからなのですね。たまにしか食べないものだからこそ、ありがたい洋菓子なのです。

私はケーキが大好きですが、それでも近ごろ和菓子びいきなのは、同じ動機です。洋菓子を毎日食べる必要はないし、バイキングの食べ放題ではありがたくもありません。近ごろ、毎日がお祭りのようで、子どもの暮らしにもメリハリが欠けているように思うのです。ハレの日を彩る食に囲まれ過ぎて、わくわくどきどきする局面が減っているような気さえします。「自由と選択の拡大のどこが悪い」と言う人はいるかもしれませんが、おとなとして、ちょっと演出しなおしてあげたい感じです。

●マヨネーズをいろんな料理で使っている私はドキッ！　子どもも大好きだからつい

使ってしまう。安売りだとつい買ってしまう。でも材料から気をつけていきたいなあ。自家製マヨネーズ、作ってみようかな。

●独身のころ、フランスの家庭料理を習いにいきました。そこで作った手づくりマヨネーズがとてもおいしい。今の日本の市販のマヨネーズの味とまったく違います。たまごとサラダ油をボウルで混ぜ、ふっくらするまで、とにかく泡立て器でじゃかじゃか泡立てる。その味はしっかりたまごの味がする。今のマヨラーが好きなマヨネーズは、たまごはほんの少しの油ばっかりのマヨネーズ。

やっぱり油ばかりだったのね、と私も勉強になりましたが、そんなふうに調味料に気をくばったり、ときには手づくりに挑戦してみたり本物のだしをとることにこだわってみると、ぐっと味と素材が浮きたってきますし、何より料理がうまくなったような気がするので、お勧めです。

その三　食のプロたちから

毎日、食べものと向きあう現場からの声です。

●うちは、魚を主とした居酒屋なんですが……魚を召しあがるのは年配の方が多いです。若い方は肉なんでしょうか……。寿司、てっちりなど魚は値段が高いというイメージですが、そんなことはありません。骨まで全部食べることができるのですから……フグなんて背びれ尾びれまで使えるし、もっと魚を食べてくださーい！

というわけで、もっと魚を食べましょう。できれば旬の地元の魚を！　これだけ海に恵まれた島国で七割も輸入とは情けない。今、「マリン・エコラベル」といって、持続可能な沿岸漁や養殖の魚にエコマークをつける取りくみも始まっています。

いっそ保育園の先生たちが、石油高にあえぐ地元の漁師さんたちとつながってみてください。

●私たち夫婦は飲食店を営んでいます。焼鳥屋ですが、おいしいものを安く提供したいという夫のこだわりのもと、がんばってやっていますが、正直、国産・本物を使用するのは安くありません。そして、それを安く提供するのですから、経営的にはまったく賢くないやり方かもしれません。でも、夫はこだわりつづけます。「安いブロイラーの鶏を使って、炭を安いまぜものにすれば、仕入れは安く利益は大きく出るかもしれない。それで成功している店もたくさんあるし、それはそれでいいと思う。でも、本物にこだわりをもちつづけることは、自分にも食べるお客さまにとっても大切なことだ」と言います。

こういうお店を力強く支えることも一つのスローフードなあり方だと、私は思うのです。世界中に似たようなチェーン店があふれるグローバル化のなかで、きらりと光るのはこういう店です。

●私も旅館やホテルの明らかにパックから出しただけのおかず(特に朝食)に食べる気もおこらず、最近は朝食バイキングで、洋食ばかりを食べていました。和風であって和食でない食事が出るのはやはりなんかヘン。あたりまえのことがあたりまえにできなくなってきているのかな。

そんなわけで、近ごろ、夢を抱いて料理学校を出た若者たちのなかには、寿司チェーン店のネタ、あるいは袋ものばかりのレストランにうんざりして、店をやめる人も多いのです。昔、ファストフードはプロの料理人の首を切るシステムだとイタリアのシェフに言われ、おおげさだなと思っていましたが、今ではそういうことかと実感しています。このへんで「ボロもうけしなくても、本当にうまいもの食わすぞ」というプロたちの氾濫と新しい流れに、大いに期待しましょう。

続いては、子どもたちの食と向きあってきた方のお手紙。

●島村さんの文を読んで涙が出ました。まさに、私が学校給食を作る仕事をやめた理由が、そこにあったからです。誰のための食事か？　食というものは、本来、作ってあげたい、食べさせてあげたい大切な人のためにあるものであるはずです。それを、からだをこわしてもいいから安いものを、あとで病気になってもいいから輸入したものを……今、学校給食では、日本人の心がおいしいと感じるものを作る方向にすすんでいるのでしょうか？　私が働いている間、そうは感じられませんでした。（中略）子どもたちの心とからだを育てる食を、これからも探していきたいです。

私は、彼女のつらい体験をしっかりと受けとめたいと思います。そして、こんな思いを抱いて子どもたちの食と向きあってくれる人が、追いこまれていくのではなく、楽しく働ける職場が増えていくことを願います。これからもいい仕事をしてください。

　プロの方たちからの手紙を目にして思ったのは、私たち食べる側、消費者、子どもたちの親が、がんばっている飲食店、こだわりの小売店、そして農家や漁師さんたちなど現場にもっともっと目を向けていけば、何かが変わりそうだなということです。

その四　忙しい暮らしのなかにも心にゆとりを

　スローとはいうものの、忙しいという難題に、誰もが頭を抱えています。

●フルタイム勤務でスローフードはむずかしい。週三〇時間労働をみんなでやったら、もっと楽しく生きられるのに、と思います。

　私が言うのもなんですが、深い共感をおぼえます。たとえばヨーロッパでは、労働者を働かせ過ぎると、バカンス法で、雇った側に罰則さえ科されます。中国でもこれを採用。別に欧米生まれのバカンス法だけが救いだなどとは言いませんが、日本人は働き過ぎで、休めない社会になっているのは事実です。夏休みとゴールデンウィークの混雑でへとへとになっておしまいというのではなく、ふだんから自分の時間を楽しめる社会に、というのが私の野望です。しつこくみんなで唱えつづけたいものです。

●ミスター・ズーニーさんの話。とても心に染みました。「〜せずに」……確かにそう、そうなんです！　わかるんです！　だから外出時、水筒も持参するし、お手ふき用にタオルも濡らして持ち歩きます。ただそれ以外のことは、自分だけスローにスローに生きていくのはむずかしい。朝六時に起きて夜中一時に床につく毎日のなかで、どの一瞬もボーッと過ごしているわけではなく、必要なことをやっています。三人の子どもの食事、仕事、学校行事。自分の趣味はおろかトイレへ行かれないことさえフツーです。この社会全体がスピード化されていくのに、ズーニーを貫きとおすことは誰かにきっとしわ寄せがいくのでは？　と不安になります。でもそうありたい。私ものんびりズーニーを楽しみたい。そのジレンマで苦しくなります。

これもわかるなあ。一九六〇年代、電化製品が入って家事労働がかなり削減されたのは事実です。その分、自分の時間ができてゆとりが増えるはずだったのに、妙ですよね。新幹線も遅れないし宅急便も正確に届く、律儀で勤勉な日本。なぜ私たちは、いつも何かに追いたてられて今を楽しめなくなってしまったのでしょうか。

ズーニーこと辻信一さんは、そんな心のゆとり、充足感を取りもどすカギとして、病人やハンディをもった人、老人、先住民のスローな時間に注目しています。何より子どもの時間。物理的な時間をかけることだけがスローではありません。

私もまた、ばたばたと忙しい日々を送っています。だから、せめて頭だけでもゆとりをもちたい。子どもは、効率のよい作業で日々を埋めようなどとは考えていませんか。だからこそ、一分が永遠にも思える充足感を体得しえるのです。

その五　さて、私たちに何ができるのだろう？

●最近、中国の食品、日本の食品でいろいろ問題がおきています。自分たちの目が届く範囲にある地元素材や国産品に目を向けるべきだという意見に共感しました。バイオエタノール、中国・インドの人口増で、食料品が手に入りにくくなっているので、これからは国産で、しかも自給自足に力を入れていかなくてはいけないと思います。

本当にそのとおりです。近ごろ、マスコミで飛び交うどんな情報を目にしても、言えることは「できるだけ身近なところでとれた食べものを、ゴミにすることなく、大事にいただく」のひとことに尽きます。けれども、自給率はごぞんじのとおり恐ろしく低いのです。国内の農家や漁師は、安心安全などと唱えながら少しでも安い外材に飛びつく消費者に愛想をつかして、後継者が出てこないという現状です。

まずは「企業が悪い、農政が悪い」というまえに、自分たちの頭の切りかえが必要です。食べものを通じて子どもたちとの関係があります。そして、自然の恵みをいただいている以上、自然と私たちの真ん中にも、やはり食があります。

どんな大きな数字を振りまわしても、誰だってそこからしか変えられないのです。日本の自給率だって、そこからしか浮上する可能性はないのです。

ですから、わけても日々の食事が大切です。とはいっても暮らしを激変させることはないし、むずかしく考え過ぎる必要もないのです。子どもたちの未来のために、今、楽しみながら自分にできることを、一つだけ始めればいいだけです。

たとえば、こんなお手紙が、その一つのヒントです。

●娘を預けている園の栄養士が、献立表に「旬のものは一番栄養価が高く、一番おいしく、一番安全で、一番安い！」と記していました。いろんなかたちで保存され、栄養も少なく、旨みも少なく、しかも高いものをわざわざ食べることはありません。子どもたちに旬を知らせながら、買いもの、食事を楽しみたいです。

そのほか、たくさんのお手紙に元気をいただきました。この場を借りて、お礼を申しあげたいと思います。ありがとうございます。

島村　菜津

二〇〇八年七月

初出一覧

本書は『ちいさいなかま』(2007 年 4 月号～ 2008 年 9 月号) に連載したものに加筆し、さらに書き下ろしを加えてまとめました。

プロローグ：ファストライフというウイルス	'07年 4 月号

Ⅰ　子どもをとりまく「食」環境

お菓子の棚はめまいがするほどのキャラクター商戦	'07年 6 月号
子どもを食いものにする食品マーケティング	'08年 4 月号
安い外材で作られた「もどき肉」	'07年10月号
アメリカのいちごが日本のクリスマスケーキに	'07年 5 月号
お子さまの舌をバカにしているお子さまランチ	'07年11月号
経済的な旬の魚をもっと食べよう！	'08年 1 月号
国産素材で作るスウィーツ、和菓子に親しもう	'07年 7 月号
マヨネーズのおいしさは健康なたまごから	'07年 8 月号
のぞいてみれば見えてくるがんばる学校や保育園	書き下ろし

Ⅱ　子どもの「食」を守るために私たちにできること

環境にやさしいスローライフ	'08年 2 月号
食用油はほとんど外国に依存　国産ナタネ油の奮闘やいかに？	書き下ろし
今も下がっている食糧自給率について	書き下ろし
フード・マイレージって知っている？	'08年 8 月号
お米と何よりも身近な環境運動	'08年 7 月号
地元食材に目覚める温泉旅館	'07年 9 月号
甘いチョコレートの甘くない話	'08年 3 月号
「食べる映画」を味わおう	'07年12月号
スローフードの偉大な師	'08年 6 月号
農家民宿に泊まって、食べものを作る人とつながろう	'08年 9 月号
改めて産地にこだわろう	'08年 5 月号

エピローグ：日々の食事で「できることを一つだけ」始めよう	書き下ろし

プロフィール

島村菜津 しまむら なつ

1963年福岡生
東京芸術大学美術学部卒業
ノンフィクション作家
著書に『フィレンツェ連続殺人』(新潮社)
『エクソシストと対話』(小学館)で
21世紀国際ノンフィクション対象優秀賞
『スローフードな人生！』『スローフードな日本！』(新潮社)
『バール・コーヒー・イタリア人〜グローバル化もなんのその〜』(光文社新書)
『そろそろスローフード』(辻信一氏との対談　大月書店)
共著に『十人の聖なる人々』(学習研究社)　など

スローフードな食卓を！
安全で旬の味を子どもたちに

2008年８月20日　初版第１刷発行

著者――――島村菜津

発行所――――ちいさいなかま社
〒166-0001 東京都杉並区阿佐谷北３-36-20
TEL 03-3339-3902(代)
FAX 03-3310-2535
URL http://www.hoiku-zenhoren.org/
発行元――――ひとなる書房
〒113-0033 東京都文京区本郷２-17-13　広和レジデンス101
TEL 03-3811-1372
FAX 03-3811-1383
Email:hitonaru@alles.or.jp

印刷所――――光陽メディア

ISBN978-4-89464-122-8 C0036

表紙＆本文イラスト――近藤理恵

ブックデザイン――――阿部美智(オフィスあみ)

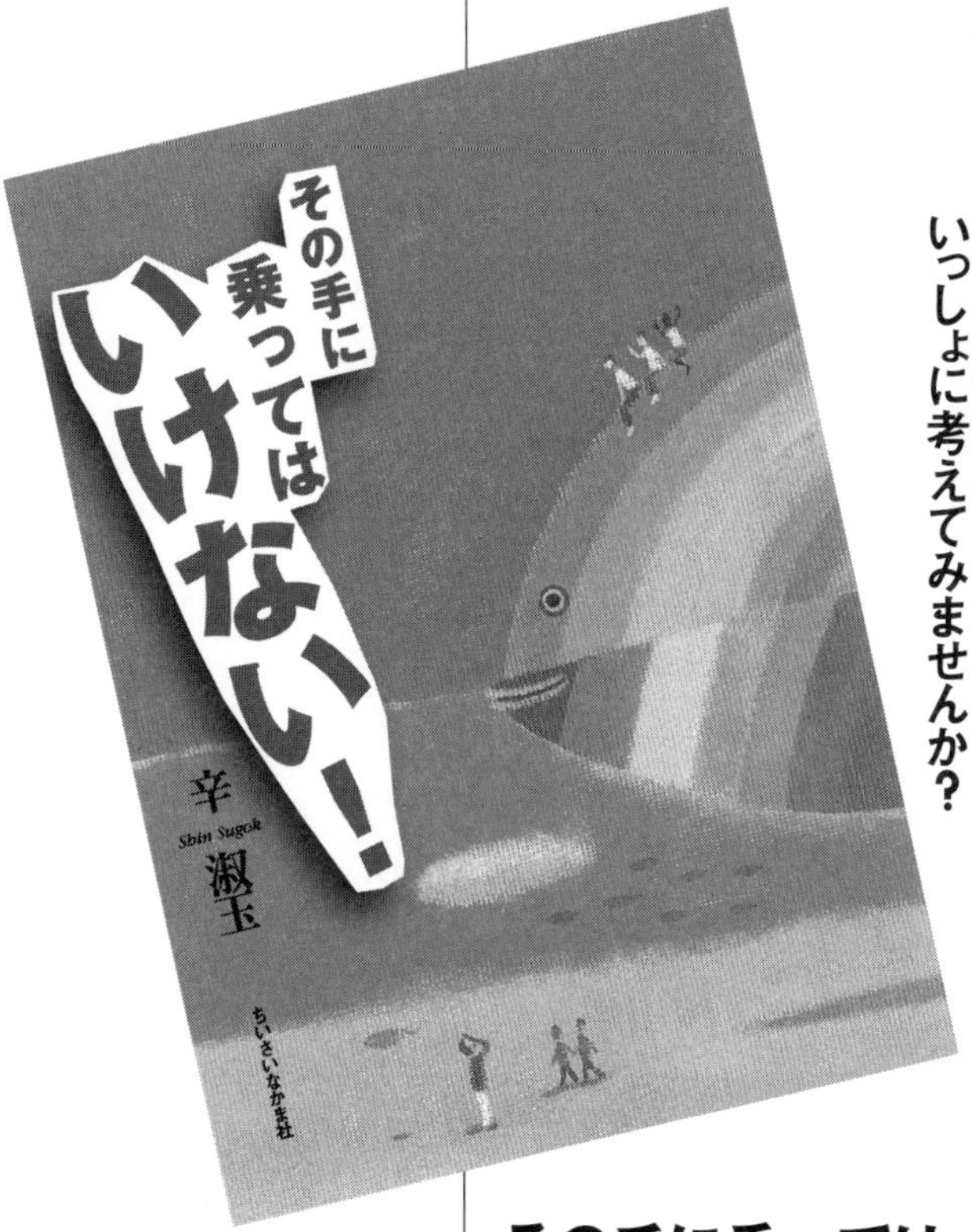

最近、「これってホントかな？」「おかしくない？」と思っているあなた、いっしょに考えてみませんか？

その手に乗ってはいけない！

辛 淑玉

発行：ちいさいなかま社
発売：ひとなる書房
四六変型判／240頁／定価＝1600円＋税

〈主な内容〉
Ⅰ…その人は私であったかもしれない
Ⅱ…アメリカにて
Ⅲ…女の苦難はつづく
Ⅳ…闘う相手は誰？
Ⅴ…自分の頭で考えよう！